La purification des chakras

Retrouver le pouvoir spirituel menant à la connaissance et à la guérison

Doreen Virtue, Ph.D.

Traduit de l'américain par Lou Lamontagne

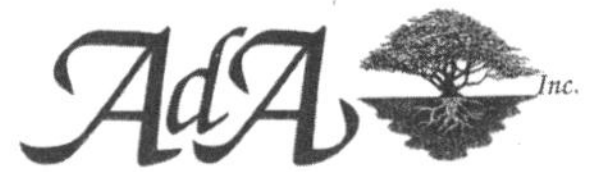

L'auteure de ce livre ne dispense aucun avis médical ni ne prescrit l'usage d'aucune technique en guise de traitement médical. Le seul but de l'auteur est d'offrir une information générale afin de vous guider dans votre quête de bien-être émotionnel et spirituel. L'auteur et l'éditeur ne doivent être tenus responsables d'aucune manière que ce soit de tout usage personnel des informations contenues dans ce livre.

Traduction : Lou Lamontagne, Intersigne
Révision linguistique : Isabelle Ouellet
Révision : Nancy Coulombe
Typographie et mise en page : Sébastien Rougeau
Graphisme de la page couverture : Sébastien Rougeau
ISBN 10 : 2-89565-210-4
ISBN 13 : 978-2-89565-210-6
Première impression : 2005
Dépôt légal : premier trimestre 2005
Bibliothèque Nationale du Québec
Bibliothèque Nationale du Canada

Éditions AdA Inc.
1385, boul. Lionel-Boulet
Varennes, Québec, Canada, J3X 1P7
Téléphone : 450-929-0296
Télécopieur : 450-929-0220
www.ada-inc.com
info@ada-inc.com

Diffusion

Canada :	Éditions AdA Inc.
France :	D.G. Diffusion Rue Max Planck, B. P. 734 31683 Labege Cedex Téléphone : 05.61.00.09.99
Suisse :	Transat - 23.42.77.40
Belgique :	D.G. Diffusion - 05.61.00.09.99

Imprimé au Canada

Participation de la SODEC. SODEC
Nous reconnaissons l'aide financière du gouvernement du Canada par l'entremise du Programme d'aide au développement de l'industrie de l'édition (PADIÉ) pour nos activités d'édition.
Gouvernement du Québec - Programme de crédit d'impôt pour l'édition de livres - Gestion SODEC.

Catalogage avant publication de Bibliothèque et Archives Canada

Virtue, Doreen, 1958-

La purification des chakras : retrouvez le pouvoir spirituel menant à la connaissance et à la guérison
Traduction de : Chakra Clearing.
ISBN 2-89565-210-4

1. Chakras - Miscellanées. I. Titre.

BF1442.C53V5714 2005 131 C2004-941886-6

Table des matières

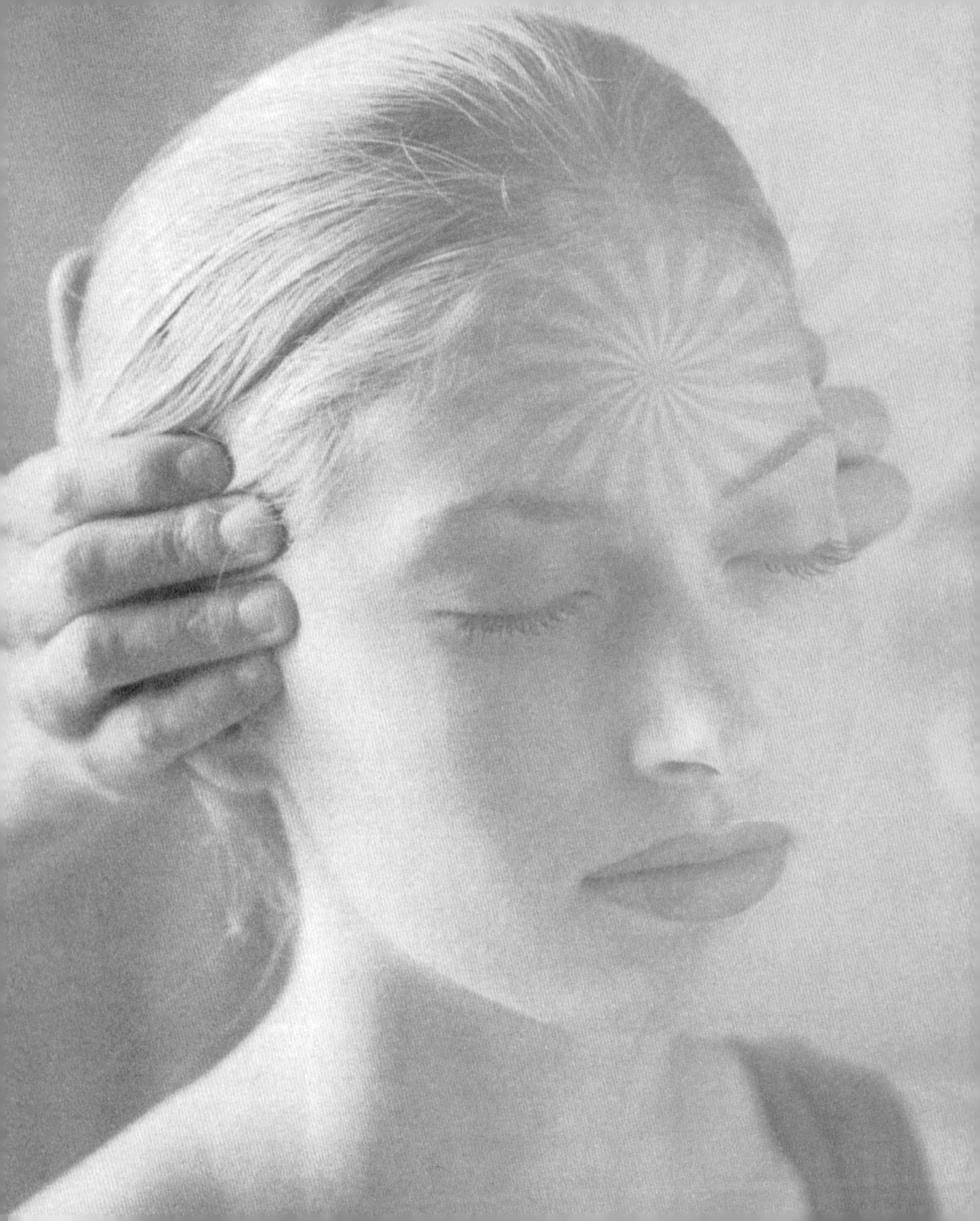

Introduction

Vous êtes un être de lumière

Vous êtes un être constitué de lumière, d'amour et d'intelligence. Ces caractéristiques sont l'essence de l'énergie pure. Ainsi, vous êtes un être d'énergie. Toutefois, il se peut que vous vous sentiez de bien des manières *sauf* rempli d'énergie. Il reste que vous possédez en vous, en ce moment même, une réserve d'énergie illimitée, et que celle-ci recèle des pouvoirs remarquables.

Vos pensées contrôlent le courant d'énergie qui circule en vous et autour de vous. Tout ce à quoi vous pensez détermine comment vous vous sentez et ce que vous vivez. Les différents centres d'énergie qui se trouvent à l'intérieur de votre corps et autour de celui-ci sont influencés par vos habitudes de pensée. En d'autres mots, les choses sur lesquelles vous vous concentrez le plus – l'argent, la spiritualité, les relations, etc. – affectent vos centres d'énergie. Ces centres d'énergie ressemblent à des ventilateurs dont les pales se chevauchent. On les appelle « chakras », ce qui signifie « roue » en sanskrit, une langue ancienne de l'Inde.

Bien que le corps comporte de nombreux chakras, les médiums et les guérisseurs ne se concentrent généralement que sur les chakras *majeurs*. Chacun de ces chakras se situe à proximité d'une glande hormonale. Ils font circuler l'énergie vitale (que l'on appelle aussi « ki », « chi » ou « prana ») dans tout le corps afin d'assurer la vitalité de celui-ci, un peu comme le font les flippers d'un jeu d'arcade lorsqu'ils propulsent la bille à travers le parcours à obstacles. Cette énergie vitale est de nature Divine, et elle nous donne accès à la sagesse universelle ou à l'infor-mation par voie parapsychique.

Vos chakras émettent et reçoivent constamment de l'énergie. Si vous entretenez des pensées négatives, vos chakras deviennent encrassés, gorgés d'une énergie dense et sombre. Et puisque des chakras obstrués ne peuvent faire circuler suffisamment d'énergie dans le corps, vous ressentez alors un état de déséquilibre, de léthargie, et vous perdez également tout contact avec vos capacités parapsychiques naturelles.

Vous possédez un chakra correspondant à chaque « question » à laquelle vous pensez la plupart du temps. Ainsi, il existe un chakra associé aux pensées liées à l'argent et à la carrière, aux relations, à l'avenir, à l'appétit et au mode de vie ainsi qu'aux buts et aux aspirations. Si vos pensées se fondent essentiellement sur l'amour et la foi, ces chakras seront parfaitement sains et fonctionnels. Votre flot d'énergie circulera librement, tout comme le flot de votre vie, et vous ferez l'expérience de l'harmonie et la béatitude.

Toutefois, pratiquement tout le monde se fait du souci ou a des obsessions existentielles à l'occasion. Or, les pensées empreintes de peur affectent le chakra correspondant au problème qui vous préoccupe ; ce dernier s'encrasse, se contracte ou prend de l'ampleur. Par conséquent, il se peut que vous éprouviez un sentiment de fatigue ou d'abattement, sans trop comprendre pourquoi.

Vos chakras affectent également votre intuition. Lorsqu'ils sont nettoyés et équilibrés, vous pouvez discerner certaines informations à propos de votre avenir et à propos des autres sans problème, et pouvez aussi entendre la voix de Dieu et des anges.

Dans le présent ouvrage, vous verrez les fonctions des principaux chakras, ainsi que les méthodes ésotériques permettant de les libérer de la peur. Votre état naturel est un état d'énergie élevée, d'intuition et de créativité. Vous n'avez pas besoin d'ajouter quoi que ce soit à ce que vous êtes pour jouir de ces attributs : vous les possédez déjà en vous. Tout comme le sculpteur doit dégager les parcelles de matériau ne faisant pas partie de sa création finale, il vous suffit de vous libérer de la peur pour révéler vos facultés innées.

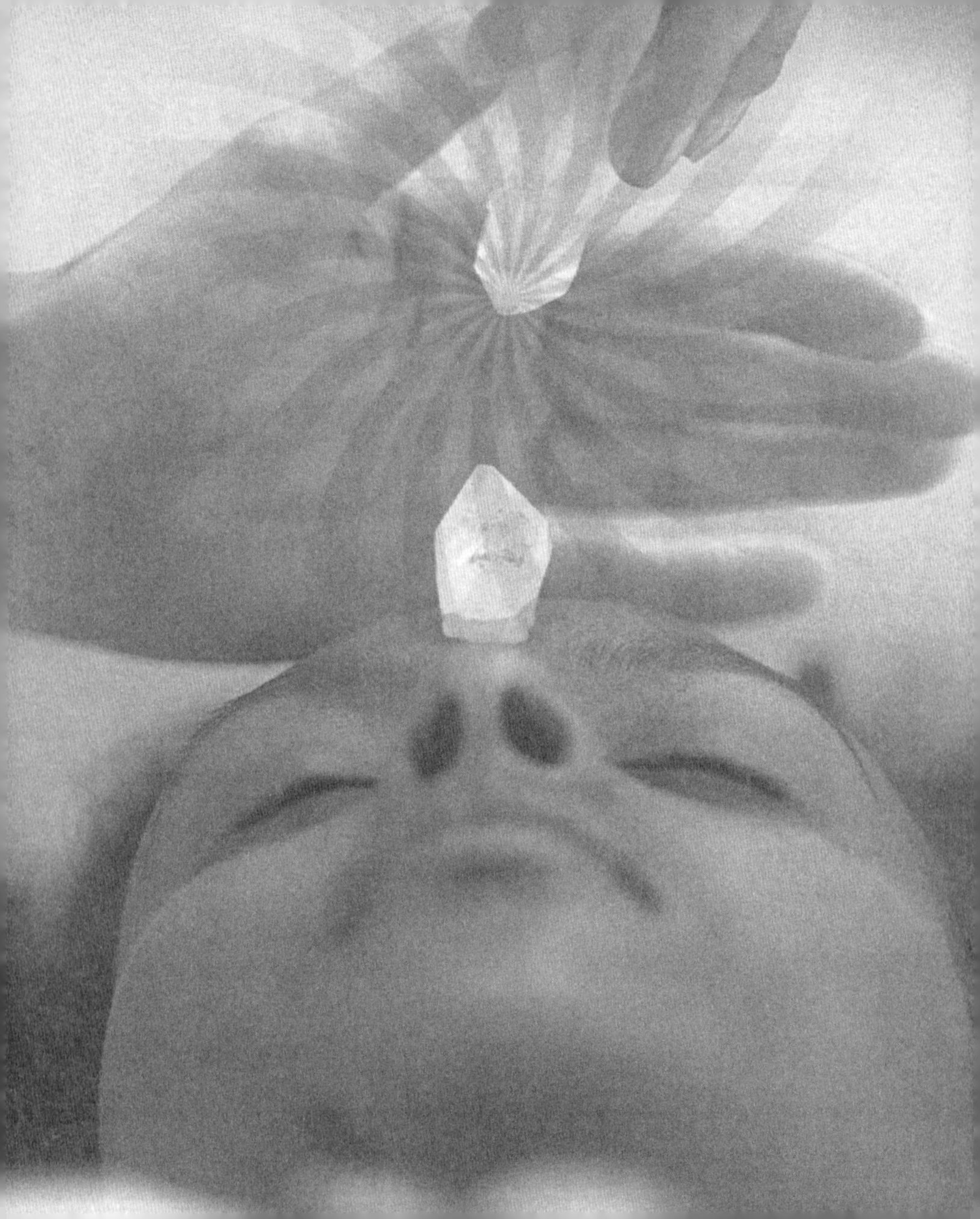

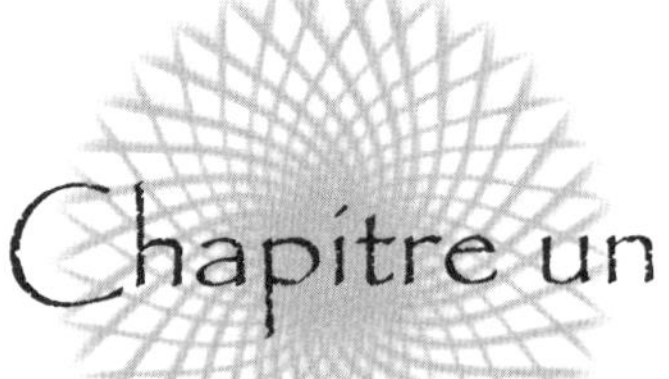

Chapitre un

Les fonctions des chakras

Vous avez des centaines de chakras, tant à l'intérieur qu'autour de vous. En fait, chaque être vivant, y compris la Terre, possède des chakras. Nous nous concentrerons ici sur les chakras majeurs qui affectent votre vie de tous les jours. Ceux-ci sont situés au centre de votre corps physique, à l'intérieur. Les chakras situés dans la partie inférieure de votre corps tournoient plus lentement que ceux situés dans la partie supérieure et dans la tête. Aussi, vos chakras inférieurs sont liés aux domaines matériels tandis que vos chakras supérieurs sont associés à des domaines plus spirituels.

Les chakras tournent dans le sens des aiguilles d'une montre. Imaginez-vous en train de regarder tournoyer un ventilateur à oscillation semblable à ceux que l'on aperçoit au sommet des immeubles industriels. Lorsque vous regardez une personne *de face*, ses chakras font penser à des ventilateurs vus de côté. Du dessus, ces mêmes chakras se dessinent comme une vue aérienne de ventilateurs tournoyants.

Tout comme les ondes lumineuses les moins rapides sont associées à des nuances de couleurs chaudes, les chakras inférieurs, qui tournoient plus lentement, présentent des tons de rouge, d'orange et de jaune. Les chakras supérieurs, qui tournoient plus rapidement, présentent des couleurs plus froides, soit le vert, le bleu, le violet et le pourpre. Lorsque vous aurez purifié vos chakras, vous recouvrerez la capacité de voir les chakras qui se trouvent dans votre propre corps ainsi que ceux des autres. Vous serez aussi capable de voir les auras, comme nous l'expliquerons plus loin dans ce livre.

Le chakra racine

Situé à la base de la colonne vertébrale, le chakra *racine* est, de tous les chakras majeurs, celui qui tournoie le plus lentement. Son rythme lent génère une brillante couleur rouge rubis. Lorsque ce chakra est nettoyé, il étincelle d'une blanche lumière cristalline traversée par de riches reflets rouge clair. Un chakra racine sain ressemble à un rubis qui brille sous les feux d'un intense projecteur.

Toutefois, lorsqu'il s'encrasse, il prend une couleur rouge foncé plutôt trouble.

Comme il est associé aux questions de sécurité physique, le chakra racine se trouve affecté par les pensées et les émotions concernant :

- *Les finances* : l'argent, les épargnes, les factures à payer, les comptes de retraite, l'économie, le jeu, les loteries et les finances personnelles.

- *La carrière* : gagner suffisamment d'argent, occuper l'emploi « parfait » pour vous, les avantages sociaux et les régimes de retraite, le transport, les préoccupations touchant les mises à pied et les promotions et les inquiétudes à propos de votre avenir financier.

- *Le foyer* : le désir de déménager, le sentiment de sécurité, l'état de votre maison et l'énergie qui y règne, l'aménagement des pièces (feng shui), l'entretien de la maison et les projets d'achat de maison.

- *La sécurité physique* : le sentiment de sécurité ou d'insécurité.

- *Les besoins* : avoir suffisamment de nourriture et de vêtements pour vous-même et les êtres qui vous sont chers.

- *Les possessions* : les véhicules, les meubles, les bijoux et l'équipement servant au travail.

Les peurs liées à la satisfaction de vos besoins d'ordre physique et matériel obscurcissent, encrassent et atrophient votre chakra racine. Vous étouffez littéralement votre chakra racine lorsque vous vous inquiétez à propos de votre argent, de votre carrière ou de vos biens. Cette obstruction engendre à son tour des sentiments de manque et de limitation comme si vous étiez en situation de « pénurie ». Et lorsque votre chakra racine est obstrué, vos pires prédictions concernant l'argent ont souvent tendance à se réaliser.

Les obsessions touchant l'argent, la carrière et les biens – fréquentes chez les ergomanes (*workaholics*) – encrassent et élargissent énormement le chakra racine. Cela dit, avoir un chakra racine large n'est pas un problème en soi ; en fait, nous verrons plus loin comment augmenter la dimension de l'ensemble des chakras. Le problème ne survient que si tous les chakras sont de dimensions différentes, ce déséquilibre étant causé par les obsessions qui rendent certains d'entre eux plus larges que les autres. Les techniques de purification des chakras vous permettent d'équilibrer l'ensemble de ceux-ci de façon à ce qu'ils soient tous de la même taille et tout aussi clairs les uns que les autres.

Le chakra sacré

Le deuxième chakra majeur se trouve à mi-chemin entre le nombril et la base de la colonne vertébrale. Le chakra *sacré* tournoie légèrement plus vite que le chakra racine de couleur rouge et présente pour sa part une magnifique teinte orangée. Lorsque le chakra sacré est bien équilibré et dégagé, il émet de l'intérieur une lueur d'un blanc immaculé. Lorsqu'il est encrassé, il tourne à l'orange brûlé.

Le chakra sacré est affecté par les pensées et les émotions concernant :

- *Les besoins maladifs de plaisirs physiques* : la nourriture, l'alcool, le sexe ou les sensations fortes.

- *Les dépendances* : les drogues, l'alcool, la nourriture et les autres substances.

- *Le corps* : l'entraînement physique, les habitudes de sommeil, le poids, la santé et l'apparence physique.

Si vous êtes inquiet ou stressé à propos de l'un ou l'autre de ces aspect concernant votre corps, votre chakra sacré paraîtra atrophié et encrassé. Par conséquent, il est possible que vous vous sentiez fatigué et apathique. En revanche, si vous êtes obsédé par votre corps, votre chakra sacré sera encrassé et surdimensionné. Encore une fois, il n'y rien de mal à avoir un chakra large. Il faut simplement faire en sorte que tous les chakras soient dégagés et de dimension égale.

Le chakra du plexus solaire

Le troisième chakra majeur, appelé chakra du *plexus solaire*, se trouve juste derrière le nombril. Comme ce chakra tourne à une plus grande vitesse que les chakras racine et sacré, celui-ci prend des teintes de jaune vif. Lorsque le chakra du plexus solaire est nettoyé et équilibré, il ressemble à une boule de soleil d'où irradie une étincelante lumière jaune et blanche. Lorsque ce même chakra s'encrasse, il devient d'un jaune trouble constellé de taches brunes et noires.

Le chakra du plexus solaire est affecté par les pensées et les émotions concernant :

- *Le pouvoir* : la peur ou le désir d'être puissant, la peur de l'autorité, les obsessions liées au pouvoir, les inquiétudes vis-à-vis des personnes ou des nations qui détiennent un grand pouvoir, une expérience actuelle ou passée vous donnant l'impression d'être dominé par une autre personne.

- *Le contrôle* : la peur d'être soumis aux autres, la peur de perdre la maîtrise de soi, le désir de se maîtriser davantage ou de maîtriser davantage certaines situations ou d'autres personnes, les expériences présentes ou passées où vous vous êtes senti dominé par d'autres ou celles où vous avez perdu la maîtrise de vous-même.

Si vous craignez que d'autres personnes essaient de vous dominer ou de vous contrôler, alors votre chakra du plexus solaire prendra une couleur jaune foncé et paraîtra atrophié. Si vous avez des obsessions concernant le *gain* de pouvoir et de contrôle, ce même chakra prendra de l'expansion et deviendra jaune trouble.

Au cours des exercices de purification des chakras proposés dans ce livre, vous pourrez libérer votre plexus solaire et vos autres chakras de vos peurs et de vos obsessions.

Le chakra du cœur

Nous appelons le quatrième chakra majeur, situé au centre de la poitrine, le chakra du *cœur*. C'est le premier des chakras supérieurs correspondant à des domaines d'ordre spirituel, les chakras inférieurs se rapportant davantage à des questions d'ordre physique et matériel. Le chakra du cœur, qui tournoie à une vitesse moyenne, présente une merveilleuse teinte de vert. Lorsqu'il est nettoyé et équilibré, il fait penser à une brillante émeraude étincelant sous les feux d'une intense lumière blanche. Encrassé, il devient d'un vert forêt très sombre.

Le chakra du cœur est affecté par des pensées et des émotions concernant :

- *Les relations* : avec la mère, le père, les beaux-parents, les grands-parents, les frères et sœurs et les autres membres de la famille, les partenaires amoureux et les conjoints actuels ou passés, les amis, les collègues de travail, les employeurs, les professeurs, les étrangers et les pairs.

- *L'amour* : l'amour divin émanant de Dieu et de votre être supérieur, l'amour romantique, platonique ou familial.

- *Les liens avec les gens* : la codépendance, les dépendances aux relations dysfonctionnelles ou les obsessions portant sur une personne en particulier.

- *Le pardon ou l'absence de pardon* : à l'égard de soi-même, d'une autre personne (vivante, décédée, renommée, amie ou membre de la famille), d'un pays, d'un groupe de personnes, d'une agence gouvernementale ou d'un organisme.

- *La perception intérieure* : les sensations intuitives. L'intuition ou la guidance Divine perçue à travers les sens physiques ou les émotions.

Toutes les peurs liées à l'acte de recevoir ou d'exprimer de l'amour contribuent à réduire et à encrasser le chakra du cœur. Les relations de dépendance ou obsessives, quant à elles, encrassent et surdimensionnent ce chakra. Dans un cas comme dans l'autre, l'obstruction du chakra du cœur fait obstacle à l'expérience de la profonde félicité qu'apporte l'amour véritable.

Pratiquement tout le monde éprouve certaines craintes à l'idée de vivre une communion et une intimité véritables avec une autre personne. La plupart d'entre nous ayant déjà fait l'expérience de la souffrance dans une relation amoureuse, nous en sommes donc venus à associer amour et douleur. Nous érigeons alors des barrières dans notre chakra du cœur pour éviter de perdre la maîtrise de nous-mêmes et de ressentir un amour trop profond, en vue de nous épargner de nouvelles souffrances. Toutefois, notre origine divine nous confère une essence d'amour spirituel. L'amour est la source de tout notre pouvoir, de tous nos besoins et de tous nos désirs. Par conséquent, si nous bloquons notre réceptivité à l'amour, nous bloquons *tout*. Dans le travail de purification des chakras qui suivra, nous travaillerons avec le royaume des anges afin de guérir ces peurs.

Le chakra du cœur est au centre du développement de notre intuition et de notre perception sensitive, soit notre capacité à « sentir » clairement. Plus nous purifions et ouvrons le chakra du cœur, plus notre sensitivité clair-voyante sera intense et précise.

Le chakra de la gorge

Le cinquième chakra majeur, situé dans la région de la pomme d'Adam, se nomme chakra *de la gorge*. Il tournoie à grande vitesse et est de couleur bleu ciel. Lorsqu'il est net, le chakra de la gorge fait penser au ciel d'une superbe journée ensoleillée, mais quand il devient encrassé, il prend l'allure d'un ciel terne et maussade.

Le chakra de la gorge est affecté par les pensées et les émotions concernant:

- *L'expression de votre vérité* : à vous-même ; aux êtres qui vous sont chers ; à vos connaissances, vos clients, vos collègues de travail, vos employeurs et toute personne qui vous écoute.

- *Les activités liées à la communication* : le chant, l'écriture, la prise de parole, l'expression artistique, le channeling et l'enseignement.

- *Vos demandes visant la satisfaction de vos besoins* : par Dieu, les êtres qui vous sont chers, vos employeurs, vos collègues de travail et par vous-même.

Les peurs touchant la communication entraînent le rétrécissement du chakra de la gorge, ce qui occasionne souvent un inconfort physique dans cette région. Les obsessions en matière de communication peuvent quant à elles provoquer une stimulation excessive du chakra de la gorge, qui devient alors déséquilibré et surdimensionné.

Les chakras de l'oreille

Les sixième et septième chakras se trouvent à l'intérieur du crâne, positionnés à un angle de 30 degrés juste au-dessus de l'oreille gauche et de l'oreille droite. Les chakras de l'*oreille* rayonnent d'une merveilleuse teinte violette rougeâtre. Purifiés, ces chakras ressemblent à de scintillants bijoux bordeaux d'où jaillissent des rayons blancs et violet pâle. Encrassés, les chakras de l'oreille semblent opaques, comme si la lumière ne pouvait les traverser. Leur couleur se brouille et s'assombrit.

Les chakras de l'oreille sont associés à vos pensées et à vos émotions concernant :

- *La communication divine* : votre hésitation ou votre désir d'entendre la voix de Dieu et celle des royaumes spirituels.

- *Ce que vous entendez ou avez entendu* : la répétition mentale de mots porteurs de vibration d'amour ou de peur, le ressentiment envers une personne ayant tenu des propos paraissant injuriants à votre égard, les messages positifs ou négatifs que vous avez lus ou entendus dans les médias, le contenu et l'énergie de la musique que vous écoutez et les bruits provenant de votre environnement.

Les chakras de l'oreille sont un élément important dans l'acquisition d'une capacité de clairvoyance auditive, c'est-à-dire une « audition claire ». La clairvoyance auditive vous permet d'entendre clairement la voix de Dieu ainsi que les voix de votre être supérieur, des anges et des maîtres ascensionnés comme Jésus, Quan Yin, Bouddha, Moïse, Krishna ou Saint-Germain. Le plus souvent, les chakras de l'oreille en viennent à s'obstruer lorsque nous entretenons de la rancune à l'égard d'une personne nous ayant exprimé quelque chose de douloureux à entendre. En plus de devenir sombres et encrassés, ces chakras rétréciront si nous craignons d'entendre la guidance de Dieu pour quelque raison que ce soit.

Le chakra du troisième œil

Le huitième chakra majeur se trouve entre les deux yeux. On le nomme parfois chakra *frontal* ou *ajna*. Toutefois, on l'appelle le plus souvent, avec raison, le *troisième œil*. Si vous fermez les yeux, que vous prenez quelques profondes respirations et que vous portez votre attention sur la région située entre les deux yeux, vous commencerez peu à peu à apercevoir ou à sentir un objet ovale reposant sur le côté. C'est votre troisième œil, qui vous regarde directement. Il s'agit de l'œil de votre moi véritable, votre être supérieur. La raison pour laquelle il est tourné vers vous est que tout *est* en vous. Il n'y a rien d'autre à part ce qui se trouve dans votre cœur et dans votre esprit. Un monde matériel existant à l'extérieur de vous-même, et distinct de vous, n'est qu'illusion.

Votre troisième œil enregistre le film de votre vie entière, y incluant tout ce que vous pensez, éprouvez et accomplissez. Il enregistre aussi toutes les émotions ressenties par l'ensemble des personnes avec qui vous entrez en contact. Vous visionnerez ce film lorsque vous traverserez de l'autre côté et que vous passerez votre vie en revue.

Le troisième œil est diffère légèrement des autres chakras par l'œil situé en son centre. Autour de cet œil se trouve un centre d'énergie d'où émane un bleu indigo profond scintillant d'éclairs blancs et de lumière pourpre.

Le chakra du troisième œil est affecté par les pensées et les émotions concernant :

- *L'avenir* : votre désir ou votre hésitation à voir clairement ce que l'avenir vous réserve.

- *Le passé* : l'expérience d'une vision qui vous a effrayé ; la persécution, au cours de cette vie ou d'une vie antérieure, pour vos activités de médium (les médiums étaient jadis très souvent exécutés à la suite d'une comdamnation pour « sorcellerie », et les enfants qui se font dire que les aptitudes parapsychiques et la clairvoyance sont une expression du « mal » en viennent souvent à fermer leur troisième œil).

- *Les croyances liées aux esprits* : votre désir ou votre peur de voir des anges ou des apparitions.

Lorsque le chakra du troisième œil est bien net, vous pouvez voir l'œil de votre être supérieur vous regarder clairement. S'il est recouvert d'une paupière, votre troisième œil est fermé. La paupière peut être complètement close, partiellement ouverte, ou encore s'ouvrir et se fermer successivement. Un écran peut également voiler le troisième œil et nuire à la pleine vision spirituelle.

Le chakra coronal

Le neuvième chakra d'importance se trouve tout près du sommet de la tête, à l'intérieur, et ressemble à un ventilateur de plafond d'une vive couleur pourpre royal. Le chakra *coronal* vient en quelque sorte couronner les chakras situés dans l'ensemble du corps. Il est essentiel à la connaissance clairvoyante, ou « connaissance claire », soit l'habileté à capter des pensées, de l'information ou des idées en provenance de l'Esprit divin ou de l'inconscient collectif. Ceux qui disposent d'une grande aptitude à la connaissance clairvoyante peuvent s'abreuver à la profusion de créativité et d'invention qui abonde sur le plan spirituel.

Le chakra coronal est affecté par des pensées et des émotions concernant :

- *Dieu* : le sentiment de proximité, de rupture, d'indifférence ou de colère envers Dieu.

- *La religion ou la spiritualité* : la colère ou le ressentiment provenant d'expériences négatives avec les religions traditionnelles peut obstruer le chakra coronal.

- *La guidance divine* : vos sentiments à l'idée de recevoir des conseils ou des idées en provenance de la Source universelle. Certaines personnes se sentent menacées à l'idée que « quelqu'un » leur dise quoi faire, même si ce « quelqu'un » représente Dieu ou l'inconscient collectif.

- *La confiance* : votre volonté ou votre réticence à capter de l'information ou à percevoir des faits en provenance du plan éthérique, sans même savoir « comment » vous savez cela.

Lorsqu'il est bien nettoyé, le chakra coronal brille d'une riche nuance pourpre traversée d'étincelles de lumière blanche brillant comme un diamant. Un chakra coronal obstrué par des émotions non guéries, ou des pensées amères liées aux conseils divins, à Dieu ou à certaines expériences religieuses négatives, est aussi sombre qu'un ciel de nuit. Heureusement, les chakras réagissent rapidement aux techniques de purification comme celles que nous décrirons plus loin dans ce livre.

EMPLACEMENT DES CHAKRAS

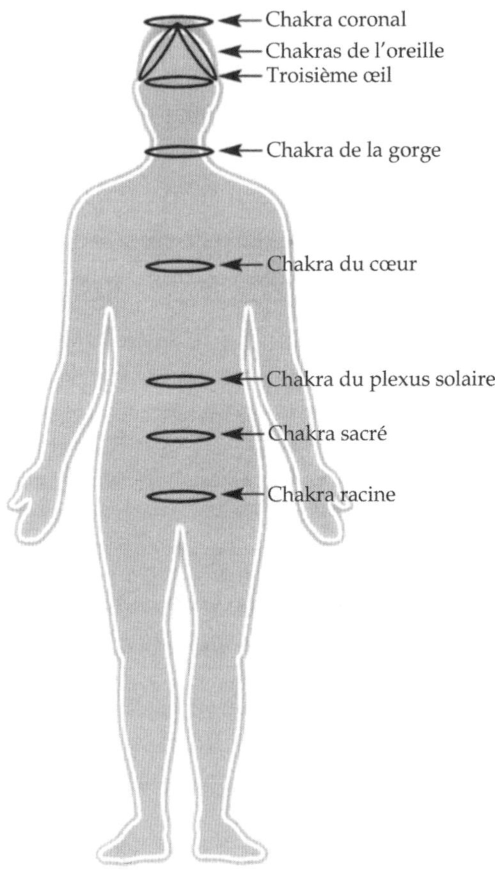

Voici un tableau indiquant le nom, l'emplacement, les fonctions et la couleur de chacun des chakras :

LES CHAKRAS MAJEURS

CHAKRA	EMPLACEMENT
coronal	À l'intérieur du sommet de la tête
du troisième œil	Entre les deux yeux
de l'oreille	Au-dessus des oreilles, à l'intérieur du crâne
de la gorge	Vis-à vis la pomme d'Adam
du cœur	Dans la poitrine
du plexus solaire	Dans l'abdomen
sacré	7 à 10 centimètres sous le plexus solaire
racine	À la base de la colonne vertébrale

DOMAINES CORRESPONDANTS	COULEUR
Connaissance claivoyante et guidance divine	Pourpre royal
Clairvoyance	Bleu foncé
Clairvoyance auditive	Rouge-violet
Communication et expression de votre vérité	Bleu pâle
Amour et clairvoyance sensitive	Vert émeraude
Pouvoir et contrôle	Jaune
Désirs, appétits et dépendances physiques	Orange
La survie et la subsistance : l'argent, le logement et les besoins matériels de base	Rouge

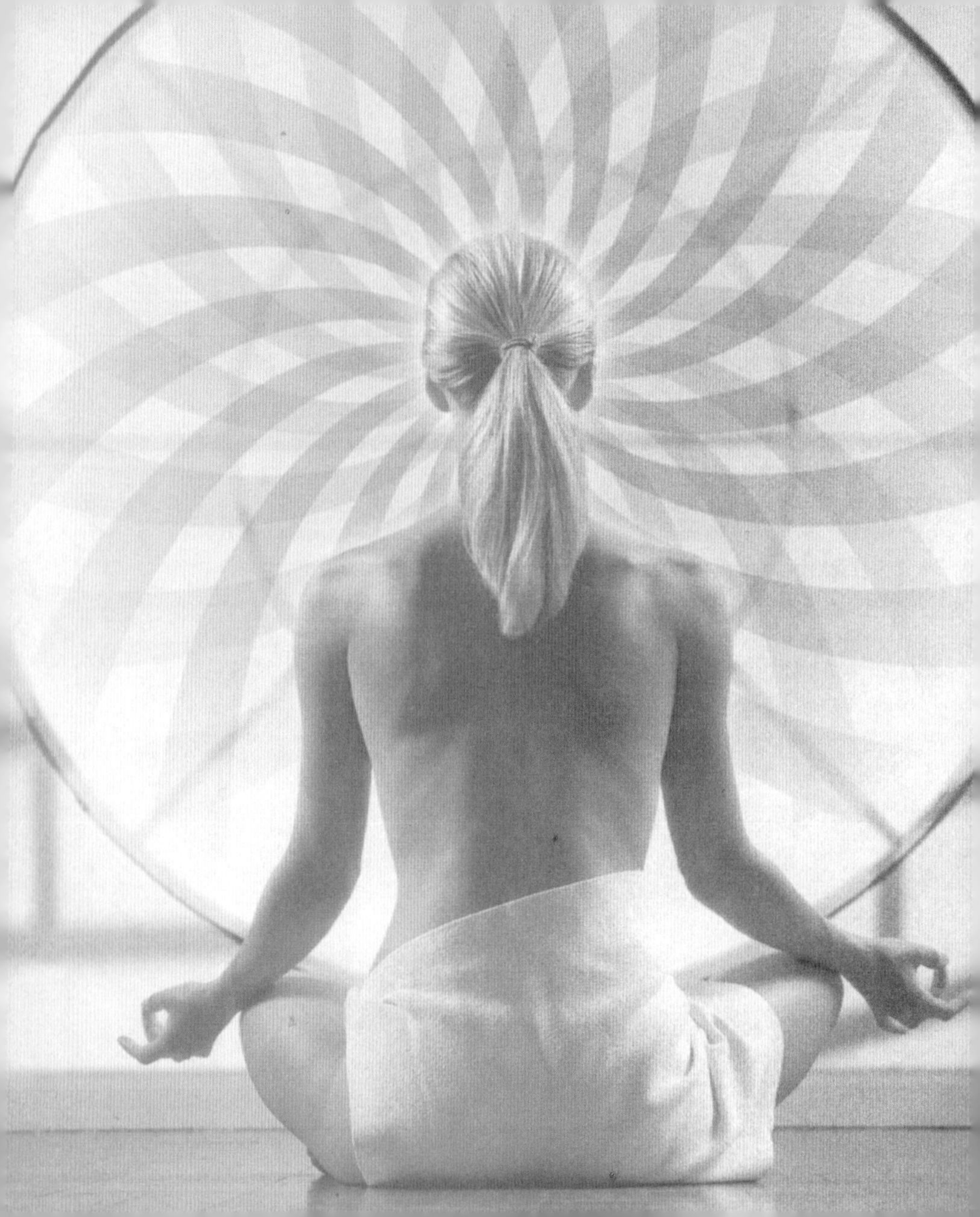

Chapitre deux

Méditations pour purifier les chakras

Des pensées basées sur la peur nous viennent pratiquement tous les jours. Nous faisons souvent face à des gens ou des situations nous inspirant une crainte quelconque. Ainsi, il se peut que nos chakras absorbent cette énergie chargée de peur, et c'est la raison pour laquelle il est recommandé de procéder à leur nettoyage tous les jours. Tout comme vous lavez votre corps et votre visage tous les jours, un nettoyage régulier de votre corps énergétique peut vous être très bénéfique.

La purification des chakras comporte deux étapes :

1. *Le nettoyage* : le relâchement des formes-pensées négatives et des cordons éthériques des chakras ;

2. *L'équilibrage* : l'élargissement des chakras de façon à ce qu'ils soient tous de la même taille.

Les chakras rétrécissent lorsque nous entretenons des pensées empreintes de peur vis-à-vis des sujets qui leur sont associés. En revanche, ils prennent une ampleur démesurée par rapport aux autres chakras lorsque nous avons des obsessions concernant ces mêmes domaines. Par exemple, les peurs liées à l'argent entraîneront un rétrécissement du chakra racine, tandis que les obsessions touchant l'acquisition d'argent agrandiront démesurément ce chakra.

Avoir un grand chakra n'est pas un mal en soi ; en fait, cela est parfaitement sain. Il est cependant nécessaire que tous les chakras soient de la même taille pour que l'énergie puisse circuler à travers eux sans interruption.

Des chakras encrassés ou déséquilibrés entraînent un sentiment de léthargie, de fatigue ainsi que des blocages apparents au chapitre de la créativité et du flot d'abondance. Par contre, des chakras nettoyés et équilibrés contribuent à ouvrir le flux d'énergie, donnant lieu à l'éclosion de nouvelles idées et à toutes sortes de synchronicités.

Il existe des douzaines de méthodes de purification des chakras, et il me paraît fort heureux qu'un si grand nombre d'options s'offrent à nous. Il est agréable de pouvoir varier nos rituels de nettoyage des chakras. Lorsque je suis pressée par le temps, je fais appel aux méthodes de nettoyages les plus rapides et me réserve les méthodes plus approfondies pour les moments où j'ai davantage de temps libre.

Dans le présent livre, je décrirai un certain nombre de mes méthodes favorites. Je vous encourage à essayer chacune d'elles de façon à pouvoir les évaluer et les ajouter à votre répertoire. Vous pourrez bien sûr utiliser celles qui vous semblent les plus efficaces et confortables par la suite.

La méthode de purification des chakras la plus utilisée est probablement la méditation. J'utilise moi-même la méditation décrite plus loin, et je la pratique avec mes étudiants et mes clients.

Les deux méditations qui suivent durent respectivement 12 et 15 minutes. J'ai pu observer que la plupart d'entre nous pouvions disposer de ce temps malgré nos horaires chargés. La méditation matinale vous permet de commencer la journée sur une note positive, en s'imprégnant d'intentions constructives et stimulantes. La méditation du soir fait quant à elle disparaître toute énergie négative que vous auriez pu accumuler au cours de la journée, tout en invoquant et en invitant les anges à visiter vos rêves.

Conseils de base en matière de méditation

Si vous n'avez jamais médité auparavant, voici quelques conseils qui pourraient vous êtres utiles. Bien sûr, votre principale source d'inspiration lorsque vous apprenez à méditer — et lors de *n'importe quel* apprentissage, en fait — est votre guide intérieur. En faisant ce qui vous vient naturellement, vous agirez de concert avec l'autorité suprême.

Premièrement, trouvez un endroit tranquille où vous pouvez être seul et où personne ne viendra interrompre vos pensées. Il peut s'agir d'un coin de votre chambre, de la salle de bain, de votre jardin, d'un parc ou même de votre automobile. Assoyez-vous ensuite confortablement. Vous n'avez pas besoin de vous croiser les jambes ou d'adopter des postures inconfortables : la paix intérieure ne requiert aucune souffrance. Installez-vous plutôt dans une position qui vous semble naturelle. Puis fermez ou baissez les yeux afin d'éviter les distractions visuelles.

Ensuite, prenez deux ou trois respirations très profondes. Inspirez par la bouche et expirez par le nez. À chaque inspiration, retenez votre souffle pendant quelques secondes, puis expirez complètement.

Pendant que vous méditez, il est possible que votre moi inférieur ou « ego » essaie de vous distraire. L'ego agit ainsi parce qu'il perçoit votre tranquillité d'esprit comme une menace. Si vous êtes pleinement centré dans la paix de l'esprit et ne ressentez aucune crainte, l'ego perdra tout pouvoir de vous contrôler par la peur. Il se mettra alors à bombarder votre esprit de pensées futiles telles les factures à payer, la circulation, les conflits ou votre apparence corporelle. Il importe d'éviter de se battre avec l'ego ou de se mettre en colère contre lui. En effet, la colère confère à l'ego substance et pouvoir, quand ce dernier n'est en fait qu'une illusion cauchemardesque.

Aussi, si une pensée marquée par la peur vous vient à l'esprit durant votre méditation, notez-en simplement la présence, puis relâchez-la. Vous pouvez laisser aller cette pensée négative au moyen d'une visualisation : imaginez-la telle une bulle de savon, et remettez cette bulle entre les mains de votre ange gardien. Vous pouvez aussi imaginer que vous projetez votre divine lumière intérieure sur cette pensée, et que vous la voyez se dissoudre dans la lumière. Vous pouvez également visualiser que vous expulsez la pensée négative en expirant, et que vous la remplacez en inhalant par une pensée pleine d'amour et de pouvoir véritable.

Durant les méditations décrites plus loin, vous lirez de nombreuses affirmations vous invitant à lâcher prise. Vous remarquerez que toutes ces affirmations comprennent une expression signifiant « Je suis prêt à abandonner... » . Ces affirmations sont très efficaces.

Si vous avez la volonté d'abandonner les pensées qui vous rendent impuissant, et si vous maintenez fermement l'intention de demeurer centré dans un lieu de pouvoir paisible, alors votre réussite est assurée. Les anges ne cessent de me répéter que « nos expériences sont le fruit de nos intentions ». Si nous consentons à abandonner nos programmations négatives, la négativité nous quitte aisément et rapidement. Il nous suffit d'*être prêt* à guérir, et notre guérison est accomplie.

Recueillez-vous dans un endroit confortable, laissez votre esprit s'apaiser, et lisez ou écoutez les méditations de purification des chakras du matin et du soir.

MÉDITATION MATINALE DE PURIFICATION DES CHAKRAS

Inspirez et expirez très profondément, et ouvrez-vous peu à peu à l'énergie de guérison de votre lumière divine. Vous êtes un être parfait, entier et complet, et vous n'avez pas besoin d'ajouter quoi que ce soit à ce que vous êtes pour entrer en possession de votre pouvoir véritable. Il vous suffit de libérer quelques blocages qui vous empêchent de faire la pleine expérience de votre véritable nature divine et de jouir de ses bienfaits. Éveillez-vous à votre pouvoir spirituel vous permettant de vous guérir, de guérir les êtres qui vous sont chers et toute situation dans laquelle vous vous trouvez. Éveillez-vous pleinement à vos dons parapsychiques, car vous êtes un enfant sacré de la sagesse infinie.

Commencez par vous concentrer sur la divine étincelle de lumière blanche cristalline qui brille au centre de votre région abdominale. Voyez ou sentez cette étincelle divine comme une petite flamme lumineuse à l'intérieur de vous. C'est l'étincelle de votre essence véritable, la flamme brillante de Dieu en vous. Par votre décision et votre intention, vous pouvez maintenant faire grandir cette lumière divine. Voyez ou sentez la lumière divine se répandre aussitôt en vous. Baignez votre corps entier et votre aura de cette divine flamme éclatante. Sentez sa chaleur à l'intérieur de vous vous remplir totalement d'une énergie d'amour et de paix.

Maintenant, tournez votre attention vers la base de votre colonne vertébrale. Voyez ou sentez un cercle rouge lumineux, tournoyant dans le sens des aiguilles d'une montre. Ce cercle ressemble à un ventilateur dont les pales se chevauchent. Il brille d'une superbe couleur rouge rubis. C'est votre chakra racine, le centre d'énergie associé à vos pensées et croyances concernant l'argent et la sécurité physique.

*Voyez ou sentez mentalement votre chakra racine, et repérez les zones sombres causées par les peurs et les inquiétudes à l'intérieur ou autour de celui-ci. Il est normal pour chacun d'entre nous d'éprouver ces sentiments, et il n'y a pas lieu de les juger ; il nous suffit de les confier à notre sainte lumière pour un nettoyage, une purification et une transmutation. Tout en inspirant et en expirant très profondément, demandez à la lumière intérieure de votre esprit saint de nettoyer et de dissoudre toutes les zones d'ombre de votre chakra racine, par cette phrase : « **Je permets à la Lumière de dissoudre toutes mes peurs, toutes mes inquiétudes et toutes mes préoccupations concernant l'argent, la sécurité et la sûreté.** »*

*Voyez et sentez votre chakra racine entièrement nettoyé, rayonnant et parfaitement déployé par cette divine lumière blanche. Prenez une profonde inspiration purifiante et affirmez : « **Je sais que je suis parfaitement protégé à tous égards, et***

que tous mes besoins sont remplis et satisfaits à chaque moment. *»*

Après avoir pris une autre profonde respiration, portez votre attention sur la région qui se trouve à dix centimètres au-dessus de votre chakra racine. Voyez ou percevez un cercle orange, oscillant tel un magnifique ventilateur irradiant une lumière orangée. Vous êtes présentement en train d'observer votre chakra sacré, le centre d'énergie associé à vos pensées et croyances concernant les appétits et les désirs. Explorez votre chakra sacré pour y déceler les zones sombres que des pensées empreintes de peur pourraient avoir causées.

Rendez toute trace de peur et d'ombre à votre esprit saint de lumière divine en prononçant cette phrase : « ***Je remets de plein gré tous mes désirs et mes appétits à la Lumière, et leur permets de s'aligner parfaitement sur la merveilleuse volonté unifiée de mon être supérieur et de Dieu.*** *»*

Prenez une profonde respiration purificatrice et affirmez : « ***Je suis en totale harmonie avec le flot ininterrompu d'offrandes et d'amour qui jaillit de la fontaine de lumière dorée située en mon centre. Tous mes désirs sont maintenant parfaitement équilibrés.*** *»*

Après avoir pris une autre profonde respiration, portez votre attention sur la région de l'abdomen. Il y a là un beau cercle jaune tournoyant, semblable à un petit soleil radieux. C'est le chakra du plexus solaire, le centre d'énergie associé à vos pensées et croyances concernant le pouvoir et le contrôle. Voyez ou percevez dans ce cercle jaune toute zone sombre pouvant provenir de peurs quelconques. Tout en prenant une profonde inspiration, cédez les zones d'ombre et les peurs à votre esprit saint et votre lumière Divine en déclarant : « ***Je rends toutes mes peurs et mes combats concernant mon pouvoir et ma capacité de contrôle à la merveilleuse lumière de guérison qui se trouve en moi. Je dispose maintenant d'un pouvoir et d'un contrôle parfaits.*** *»*

Voyez ou sentez votre plexus solaire parfaitement nettoyé et équilibré, tandis que vous affirmez : « ***J'accepte de bonne grâce et j'active sans crainte tout mon pouvoir dès maintenant. Ce pouvoir provenant de l'unité avec Dieu et avec l'ensemble de la création est nourri de pures motivations à aimer et à servir toute vie. Je crée pour moi-même une journée pleine d'amour et d'harmonie, où toutes mes interactions avec les autres sont inspirées de ce pouvoir aimant.*** *»*

Après avoir pris une autre profonde respiration, portez votre attention vers la région du cœur. Vous verrez ou percevrez un cercle éclatant d'un superbe vert émeraude, qui tournoie comme un ventilateur de jade luminescent. C'est le chakra du cœur, le centre d'énergie associé aux pensées et croyances concernant l'amour et les relations. Explorez ce chakra, avec votre vision intérieure ou en vous basant sur vos émotions, afin de repérer la présence de zones sombres issues de la peur. Dès que vous détectez une ombre, notez-en la présence sans porter de jugement, et remettez-la à votre esprit saint et à votre lumière divine en prononçant ces mots : « ***Je suis maintenant prêt à laisser aller toutes les peurs que j'ai à recevoir et à donner de l'amour. Je demande à mon esprit saint et à ma lumière éternelle de dissoudre tous les blocages qui m'empêchent de jouir pleinement de l'amour.*** »

Maintenant, prenez une respiration purifiante très profonde et affirmez : « ***Je m'autorise maintenant entièrement à donner et à recevoir l'Amour. Je suis en sécurité, et je suis aimé.*** **JE SUIS AIMÉ. J'AIME.** ***J'aime. J'aime. J'aime. J'aime.*** »

Après avoir pris une autre profonde respiration, portez votre attention vers votre gorge, où vous verrez ou percevrez un splendide cercle bleu clair tournoyant. C'est le chakra de la gorge, le centre d'énergie associé aux pensées et aux sentiments liés à la communication verbale ou écrite. S'il vous est récemment arrivé d'avoir eu peur de dire la vérité, vous verrez ou percevrez probablement des taches noires à l'intérieur de ce chakra. Laissez aller toutes les peurs qui entravent la communication avec votre lumière divine en prononçant ces paroles : « ***J'accepte maintenant de remettre à la lumière tous les blocages qui nuisent à une communication***

parfaite. Je laisse aller toutes les peurs qui pourraient m'empêcher aujourd'hui de dire la vérité avec amour. *»*

Puis, prenez une profonde respiration rafraîchissante et affirmez : « ***Je permets aujourd'hui à mon être supérieur et esprit saint de parler à travers moi, dans toutes mes communications. Je me place en retrait et je laisse l'Esprit me montrer la voie à suivre, et toutes mes communications sont parfaitement ordonnées et guidées. Toutes les personnes avec qui j'entrerai en contact aujourd'hui pourront bénéficier de mes paroles.*** *»*

Prenez une autre profonde respiration. Portez maintenant attention à la région qui se trouve juste au-dessus de vos oreilles, à l'intérieur du crâne. Là, vous verrez ou percevrez deux ventilateurs de couleur rouge violacé, aux pales se chevauchant, et placés à un angle de 30 degrés au-dessus de chacune de vos oreilles. Ce sont les chakras de l'oreille, qui régissent votre capacité à entendre clairement la voix de Dieu et les voix qui proviennent de la dimension spirituelle. Si vous avez récemment éprouvé des difficultés à entendre votre petite voix intérieure, vous remarquerez probablement que vos chakras de l'oreille ont une couleur plutôt terne.

Ravivez l'éclat de leur couleur en respirant profondément et en vous concentrant sur la lumière divine qui brille à l'intérieur de vous. Par votre résolution et votre intention, vous pouvez maintenant faire pénétrer la lumière blanche dans les chakras de l'oreille gauche et de l'oreille droite. Voyez la lumière dissoudre les vieilles peurs qui entravent votre audition spirituelle. Tout en prenant une profonde respiration, affirmez ceci : « ***Je suis maintenant prêt à abandonner toutes les peurs que je pourrais avoir à entendre la voix de Dieu, celle de mon être supérieur, celles des anges et celles en provenance de la divine dimension spirituelle. Je suis prêt à abandonner tout ressentiment envers quiconque ayant pu dire quoi que ce soit qui m'ait été pénible à entendre.*** »

Puis, prenez une inspiration très profonde et prononcez l'affirmation suivante en expirant : « ***Je peux maintenant entendre clairement, accepter et suivre les conseils qui me parviennent, dans mon meilleur intérêt, et pour mon bien supérieur. Je travaille en parfait partenariat avec la voix de l'Esprit, maintenant et toujours.*** »

Après avoir pris une autre profonde respiration, portez votre attention sur la région se trouvant entre vos deux yeux. Par le biais de votre vision intérieure, laissez-vous percevoir un cercle tournoyant bleu foncé, traversé çà et là par des éclairs de lumière blanche et pourpre. En regardant ce cercle, il se peut que vous remarquiez une forme ovale placée à plat, juste en face de vous. C'est votre troisième œil, votre fenêtre ouverte sur la clairvoyance et la vision spirituelle. Demandez à votre troisième œil de relever complètement sa paupière pour que vous puissiez voir pleinement, en toute vérité et en toute clarté. Prenez une *profonde respiration, et laissez aller tous les blocages liés à votre vision spirituelle en prononçant ces mots : « **Je suis prêt à abandonner la peur de voir l'avenir. Je suis prêt à abandonner toute peur de voir la vérité.** »*

*Puis, tandis que vous prenez une autre profonde respiration, ancrez votre nouvelle vision spirituelle avec cette affirmation : « **Je suis en sécurité lorsque je permets à mon être supérieur de voir la vérité. Ma vision est parfaitement ordonnée et illuminée par l'amour.** »*

*Prenez une nouvelle respiration profonde, et déplacez votre attention vers la région se trouvant juste au sommet du crâne. C'est le chakra coronal, le centre d'énergie associé à votre moi supérieur ainsi qu'à l'Esprit universel omniscient. Voyez ou percevez un majestueux cercle de couleur pourpre, qui tournoie tel un ventilateur de plafond merveilleusement exotique, placé au centre d'un puits de lumière. Si vous percevez des zones de peur ou d'obscurité dans votre chakra coronal, vous pouvez les éliminer dès maintenant en prononçant les paroles suivantes : « **Je permets maintenant à la lumière de mon esprit saint de dissoudre toutes les barrières qui me coupent de la guidance et de la sagesse divine. J'abandonne toutes les peurs m'empêchant d'écouter mon être supérieur, Dieu et les anges.** »*

*Prenez une autre profonde respiration et affirmez : « **Je me sais en parfaite sécurité tandis que je suis les conseils de***

ma guidance spirituelle intérieure. Je permets à cette guidance de me mener vers de merveilleuses occasions de montrer ma vraie nature, c'est-à-dire celle d'un être puissant, aimant et spirituel. J'écoute, j'ai confiance et j'agis conformément aux conseils divins. J'écoute. J'ai confiance. J'agis conformément aux conseils divins. J'ai confiance. »

Vous êtes maintenant pleinement illuminé et prêt à vivre une journée stimulante pendant laquelle votre sagesse spirituelle sera pleinement éveillée et activée. Tout au long de la journée, lorsque vous prendrez de profondes respirations, votre énergie sera renouvelée et vos chakras seront rééquilibrés et nettoyés.

Remerciez Dieu, vos anges et votre esprit saint d'avoir éveillé votre pouvoir spirituel, et affirmez qu'il est bon pour vous d'être pleinement immergé dans la chaleureuse beauté lumineuse de votre être véritable. Vous êtes parfait, entier et complet. Et vous êtes très, très aimé !

MÉDITATION DU SOIR

En ce moment de tranquillité où vous prenez soin de vous-même, concentrez maintenant votre respiration et vos pensées sur la libération et le nettoyage des événements de la journée, vous disposant à une nuit de sommeil reposante. Vous méritez ce moment de répit et de détente. Conformément à votre intention, votre esprit se focalise sur l'énergie curative de l'amour qui se trouve en vous présentement.

Il est maintenant temps de nettoyer à fond et d'équilibrer votre chakra racine. Vous voudrez peut-être prendre plusieurs profondes respirations purifiantes pour ce faire. À chaque inspiration, sentez-vous devenir de plus en plus détendu et serein. À chaque expiration, laissez-vous expulser toutes les préoccupations accumulées au cours de la journée. Acceptez d'abandonner tous les soucis et toutes les inquiétudes qui pourraient subsister dans votre mémoire cellulaire ou votre champ aurique.

Voyez et percevez votre chakra racine, situé à la base de la colonne ; c'est un ventilateur de couleur rubis merveilleusement purifié, baignant dans la lumière éclatante de votre esprit divin.

*Puis faites l'affirmation suivante : « **Tous mes besoins ont déjà été satisfaits. Dieu est la Source qui pourvoit parfaitement à tous mes besoins physiques, et j'accepte de bonne grâce ce bienfait dans ma vie, maintenant. Je suis en sécurité, et je suis aimé.** »*

À mesure que vous continuez à inspirer et à expirer très profondément, il se peut que vous remarquiez que tous vos organes internes commencent à se détendre, et que vous éprouviez une merveilleuse béatitude, tant à l'intérieur qu'à l'extérieur. Il est bon, à ce stade, d'accepter de relâcher les dernières barrières qui pourraient subsister et vous empêcher de jouir pleinement de votre essence divine véritable. Acceptez de remettre tous vos objectifs, vos désirs et vos aspirations à votre lumière intérieure de guérison, sachant que, faisant cela, tous vos besoins s'alignent en parfaite harmonie. Permettez maintenant à la lumière de dissoudre tout sentiment de peur ou de culpabilité pouvant nuire à la pleine réalisation de votre mission divine.

Voyez et percevez votre chakra sacré, à dix centimètres au-dessus de votre chakra racine, tel un sublime bijou orange inondé d'une intense lumière blanche. Faites l'affirmation suivante : « ***J'accepte maintenant pleinement que ma guidance intérieure me conduise vers la mission divine de ma vie, et je sais que ma volonté est en complète harmonie avec la volonté divine pour mon bonheur parfait. J'accepte tout le soutien que Dieu m'envoie pour manifester ma merveilleuse mission de vie dans la forme.*** »

Maintenant, revoyez mentalement et laissez aller toutes les interactions que vous avez eues avec les autres aujourd'hui. Remettez tout cela à vos anges, votre esprit saint et Dieu, de façon à vous libérer complètement et à vous soulager de tout souci. Donnez-vous la permission de vous avouer à vous-même vos véritables sentiments, sans censure ni jugement. Puis, laissez-les aller, et sachez que la simple prise de conscience des erreurs que vous pourriez avoir commises aujourd'hui suffit à les purifier et à les transmuter, contribuant ainsi à la croissance et au plus grand bien de tous. Les erreurs doivent être corrigées, mais elles n'ont pas à être punies. Aussi, permettez maintenant aux leçons de croissance de parvenir jusqu'à vous, selon l'ordre divin parfait.

Si vous avez l'impression que quelqu'un draine votre énergie, coupez mentalement le cordon éthérique qui vous relie à cette personne. Soyez prêt à pardonner à cette personne qui semble drainer votre énergie, et laissez-la maintenant aller dans la lumière. Abandonnez toute préoccupation portant sur la personnalité, celles des autres tout comme la vôtre, et concentrez-vous plutôt sur la véritable unité de votre esprit qui ne fait qu'un avec Dieu.

*À mesure que vous cessez de percevoir des personnalités et des corps soi-disant distincts, voyez et sentez votre chakra du plexus solaire devenir de plus en plus pur et brillant, jusqu'à ce qu'il irradie comme le magnifique soleil d'un splendide matin de printemps. Si vous avez le sentiment qu'une autre personne vous a irrité ou vous a mis en colère aujourd'hui, utilisez cette affirmation de guérison : « **Je suis prêt à abandonner cette partie de moi qui me cause de l'irritation lorsque je pense à toi.** »*

*Puis, prenez une profonde respiration et affirmez : « **Tous ceux qui font partie de ma vie partagent mon but de***

connaître l'amour parfait. Je fais partie de l'esprit qui est Un comme le sont tous les êtres que Dieu a créés. Je suis un et ne fais qu'un avec toute vie – et je suis plein de gratitude envers cette vérité. »

Maintenant, demandez à l'Archange Michaël d'envelopper votre cœur de son énergie de guérison et d'escorter toute part d'ombre hors de votre cœur. Comme les anges vivent dans une dimension où le temps et l'espace n'existent pas, ils peuvent se trouver simultanément en présence de très, très nombreuses personnes en différents endroits. Il vous suffit de demander l'aide et la protection de Michaël pour qu'il apparaisse instantanément à vos côtés. Soyez prêt à remettre toute noirceur, toute lourdeur ou toute rancune entre les mains de l'Archange Michaël, qui rendra le tout à la lumière pour sa purification et sa transmutation.

Voyez ou sentez votre chakra du cœur baigner dans la lumière chaude et brillante de l'amour divin. Voyez votre chakra du cœur comme un merveilleux cercle lumineux vert émeraude qui tournoie avec une harmonie parfaite. Puis, faites l'affirmation suivante : « ***J'accepte de me pardonner et de pardonner aux autres toute erreur que ma pensée aurait pu commettre au cours de la journée. Je choisis la paix de l'esprit en échange de l'abandon de ces erreurs. Je demande que toute conséquence de ces erreurs soit oubliée par toutes les personnes concernées.*** »

Après avoir pris une profonde respiration, voyez et sentez que vous êtes entouré et étreint par un groupe d'anges bienveillants. Soyez prêt à remettre entre les mains des anges tout souvenir de l'ensemble des choses que vous avez dites, pensées, entendues ou lues aujourd'hui. Laissez aller ces communications aussi simplement que si vous jetiez le journal d'hier ; vous n'en avez plus besoin puisque que ce sont de vieilles nouvelles. Laissez les anges porter ces communications vers la lumière, où elles seront parfaitement purifiées et vous seront retournées sous forme d'amour pur.

Voyez ou percevez votre chakra de la gorge comme un cercle lumineux d'un bleu turquoise éclatant, qui tournoie sans cesse, projetant la lumière d'une communication aimante et authentique. Nos canaux de communication peuvent se débloquer durant nos rêves. Aussi, prenez une profonde respiration, et faites cette demande : « ***Je demande et j'affirme que, cette nuit, je ferai un rêve dont je me rappellerai parfaitement, et qui fera disparaître à jamais tous les blocages qui pourraient m'empêcher d'accéder à la parfaite communication divine. Je demande et j'affirme que l'ensemble de mon karma relié à la communication est maintenant équilibré, et ce, dans toutes les directions temporelles.*** *»*

Tandis que vous vous sentez de plus en plus détendu, prêt pour une reposante nuit de sommeil, affirmez : « ***Je m'ouvre et***

j'accueille la guidance qui me parviendra cette nuit à travers mes rêves. J'abandonne de plein gré toutes les peurs et les réserves qui pourraient nuire à la pleine jouissance de ma faculté de vision spirituelle. Je demande à mes anges de m'aider à voir tout ce qui est réel, vrai, et qui émane de l'amour. *»*

Puis, en prenant une autre profonde respiration, laissez votre sens de l'ouïe spirituelle s'ouvrir pleinement et devenir sensible aux sons harmonieux de la sagesse de Dieu, de l'amour de vos anges, de la guidance prodiguée par votre être supérieur, ainsi qu'à la merveilleuse musique provenant des sphères célestes. Puis, affirmez : « ***Je reçois la parole de l'Amour clairement et aisément. J'aime recevoir et suivre les conseils divins que j'entends. Mes oreilles spirituelles sont maintenant ouvertes.*** *»*

Ensuite, voyez et sentez votre troisième œil s'ouvrir complètement devant vous avec clarté et bienveillance. Voyez-le tourner son regard vers vous, reconnaissant que vous faites partie de la même âme, en vérité. Voyez et sentez les couleurs de ce chakra d'un bleu foncé parsemé d'étincelles de lumière blanche et pourpre, comme étant parfaitement harmonisées, purifiées et équilibrées. Puis faites cette affirmation : « ***Je peux voir en toute sécurité. J'aime voir les sublimes éclats de lumière de guérison émanant de mes anges. J'ai confiance***

en ce que je vois, sachant que c'est toujours pour mon plus grand bien. *»*

Pendant que vous remettez complètement toute tension restante à l'esprit saint guérisseur qui se trouve en vous, sachez que l'être paisible et aimant que vous êtes en réalité est en train d'émerger pleinement. Après avoir pris une profonde respiration merveilleusement rafraîchissante et purifiante, vous ouvrez maintenant le chakra coronal, coupole de votre corps physique, aurique et éthérique. Prenez quelques respirations profondes et contemplez votre connexion éternelle avec toute vie dans toute sa merveille.

Voyez et sentez votre chakra coronal tel un cercle violet pourpre situé au sommet de votre crâne, parfaitement nettoyé et étincelant. Puis, affirmez : « ***Je fais confiance et laisse circuler librement le flot continu de la Sagesse divine en ma conscience, maintenant. J'aime et j'accueille cette divine guidance, et j'ai l'intention de rechercher la voix de ma sagesse supérieure dans toutes les situations. Je mérite le bien. Je mérite l'amour. Je mérite la réussite.*** *»*

Vous êtes maintenant prêt à jouir d'un sommeil apaisant et curatif, un sommeil rempli de merveilleux rêves empreints de beauté et de sagesse inspirantes. Voyez ou sentez votre demeure entièrement ceinte de lumière blanche, et demandez à quatre anges gardiens de se poster à l'extérieur de votre maison pour toute la nuit. Absolument rien de malfaisant ou de dommageable ne peut déjouer la bienveillante vigilance de ces anges. Vous êtes en sécurité, et pouvez maintenant lâcher prise et vous détendre complètement. Remerciez vos anges, votre être supérieur, votre esprit saint et Dieu pour tout ce que vous êtes et tout ce que vous avez. Vous êtes prêt pour une merveilleuse et reposante nuit de profond sommeil, paisible et parfait, au terme de laquelle, au matin, vous vous sentirez totalement rafraîchi et reposé.

Bonne nuit, et faites de beaux rêves !

L'ouverture du chakra du cœur

La terre est dans une phase ascendante, et notre conscience l'est aussi. Nous nous rappelons que nous sommes des êtres de lumière et d'amour qui ne faisons qu'un avec les autres et avec Dieu. Notre ascension collective entraîne l'ouverture et la purification de nos chakras. Au cours des années 40 et 50, les habitants de la terre ont travaillé à surmonter des préoccupations associées au chakra racine, soit celles qui concernent l'argent et la sécurité. Des années 60 au début des années 70, nous avons exploré des questions liées au chakra sacré comme le sexe, les dépendances et les autres appétits physiques. Dans les années 80, nos pensées se sont déplacées vers des préoccupations liées au plexus solaire, soit le pouvoir et le contrôle.

Aujourd'hui, à l'aube de ce nouveau siècle, notre mission est claire. Nous devons travailler collectivement à vaincre notre peur de l'amour de façon à nettoyer et ouvrir entièrement notre chakra du cœur. Le chakra du cœur terrestre s'ouvre en ce moment même, élevant peu à peu la Terre au niveau de fréquence du pur amour divin. Une fois le chakra du cœur terrestre pleinement ouvert, il ne restera rien qui soit dénué d'amour sur la planète. Les fréquences terrestres ne pourront tout simplement pas soutenir ce qui sera engendré par la peur.

En tant que travailleurs de lumière, notre objectif premier consiste à nous guérir nous-mêmes de façon à pouvoir guérir les autres. Lorsque nous ouvrons pleinement notre chakra du cœur à l'amour divin, ceux qui nous entourent perçoivent le rayonnement qui émane naturellement du plus profond de nous-mêmes. Même les personnes qui n'ont aucune connaissance en matière de spiritualité sont attirées vers notre force d'amour et notre lumière. Ils remarquent quelque chose de « différent » dans notre attitude paisible, et cette lueur d'amour divin qu'ils perçoivent en nous réveille le souvenir de Dieu profondément enfoui dans leur mémoire. Ainsi, la plus grande mission à laquelle peuvent maintenant s'engager les travailleurs de lumière consiste à perdre toute peur de l'amour afin que leur propre lumière puisse contribuer à l'éveil de leurs frères et sœurs endormis.

Le chakra du cœur s'obstrue, rétrécit et s'encrasse sous l'effet des peurs liées à l'amour. Or, il semble qu'à peu près tout le monde ait connu des moments pénibles dans une relation, qu'elle soit amoureuse, familiale ou platonique. Cette douleur nous fait craindre l'amour. Mais puisque l'amour est l'essence même de la vie, cette peur nous empêche d'établir un contact authentique avec la vie. Nous devenons confus et nous oublions ce qu'est l'amour véritable. Ainsi, lorsque nous craignons l'amour, nous craignons littéralement d'être nous-mêmes.

La peur de l'amour nous met sur nos défenses et nous rend sarcastiques. Nous avons tellement peur d'être blessés, manipulés, agressés ou contrôlés que nous scellons notre cœur devant toute expérience consistant à recevoir ou à donner de l'amour. Malheureusement, lorsque nous nous fermons à l'amour, nous perdons aussi conscience de la voix de Dieu qui se manifeste à travers notre intuition. Or, ironiquement, cette intuition est le guide le plus fiable que nous ayons pour nous conduire vers des relations qui nous font honneur et nous soutiennent. En perdant contact avec notre guidance divine, nous n'avons plus conscience des avertissements que nous envoient les anges face aux relations malsaines.

Voici une puissante méditation de guérison qui m'a été transmise par les anges pour nous aider à nous départir de nos peurs vis-à-vis de l'amour, ainsi qu'à nettoyer et à ouvrir notre chakra du cœur collectif. Vous pouvez enregistrer cette méditation sur une cassette, avec une douce musique de fond, de façon à pouvoir l'écouter aisément une ou deux fois par jour.

MÉDITATION POUR LE CHAKRA DU CŒUR

En gardant les yeux fermés, et en vous installant dans une position confortable, prenez deux ou trois profondes respirations purifiantes. Visualisez un merveilleux nuage de lumière vert émeraude vous entourant. En inspirant, faites pénétrer cette énergie de guérison dans vos poumons, vos cellules et votre cœur. Concentrez-vous sur votre cœur pendant un moment, tout en laissant la lumière vert émeraude dissoudre toute négativité ayant pu vous causer un douleur quelconque.

En prenant une profonde respiration, laissez la lumière emporter toutes les peurs que vous pourriez entretenir à propos de l'amour. Acceptez d'abandonner votre peur d'éprouver de l'amour. Vous n'avez rien d'autre à faire que respirer en vous concentrant sur votre intention de vous guérir de la peur de l'amour. Soyez simplement prêt à être guéri, Dieu et les anges se chargeront du reste. Prenez une autre profonde respiration, et sentez-vous devenir de plus en plus disposé à abandonner votre peur d'être aimé, incluant la peur d'être manipulé, dupé, utilisé, abandonné, rejeté, persécuté ou blessé de quelque façon que ce soit si vous êtes aimé. En prenant une autre profonde respiration, laissez toutes ces peurs en provenance de cette vie ou d'autres vies vous quitter et disparaître au loin.

Maintenant, permettez à la lumière de vous nettoyer de toutes les peurs que vous éprouvez à donner de l'amour. Tout en prenant une profonde respiration, acceptez d'abandonner votre peur d'être contrôlé, abusé, trompé, trahi, mutilé ou blessé de quelque façon que ce soit si vous donnez de l'amour. Laissez ces peurs disparaître complètement, et sentez votre cœur prendre de l'expansion et retrouver son état naturel qui est amour.

Donnez-vous la permission de laisser aller tout vieux ressentiment envers quiconque vous ayant apparamment blessé dans une relation affective. Acceptez d'abandonner vos rancunes à l'endroit de votre mère… de votre père… d'un autre parent… de vos frères et sœurs… de vos amis d'enfance et d'adolescence… de votre premier amour… des personnes avec qui vous avez eu une relation amoureuse et que vous avez aimées... des personnes avec qui vous avez vécu ou que vous avez épousées... Laissez toutes les blessures et les déceptions associées à l'amour se nettoyer et être complètement emportées au loin. Vous ne voulez pas de cette souffrance, vous n'en avez pas besoin : propulsée par une autre profonde respiration, elle s'élève vers la lumière où elle est transmutée et purifiée. Seules les précieuses leçons et la pure essence de l'amour contenues dans chaque relation demeurent, car ce sont les seules choses qui sont éternelles et réelles dans chacune de vos relations.

Maintenant, en prenant une autre profonde respiration, laissez la lumière vous nettoyer complètement. Acceptez d'abandonner toutes les rancunes que vous entretenez à l'égard de vous-même en ce qui a trait à l'amour. Soyez prêt à vous pardonner de vous être trahi vous-même, de n'avoir pas tenu compte de votre intuition et de ne pas avoir recherché votre meilleur intérêt. Étreignez-vous, soit en pensée, soit en utilisant les bras. Rassurez votre être intérieur en l'assurant que vous ne vous trahirez plus jamais vous-même.

Vous vous engagez maintenant à suivre votre intuition et votre sens du discernement, de façon à ne plus jamais vous retrouver dans une relation qui vous fait du tort. Laissez complètement aller les rancunes liées aux erreurs que vous croyez avoir commises dans une relation, notamment votre relation avec vous-même. Et tout en prenant une autre très profonde respiration purifiante, sentez que vous êtes guéri, entier et prêt à exprimer le sentiment d'amour qui constitue l'expression véritable de la personne que vous êtes réellement.

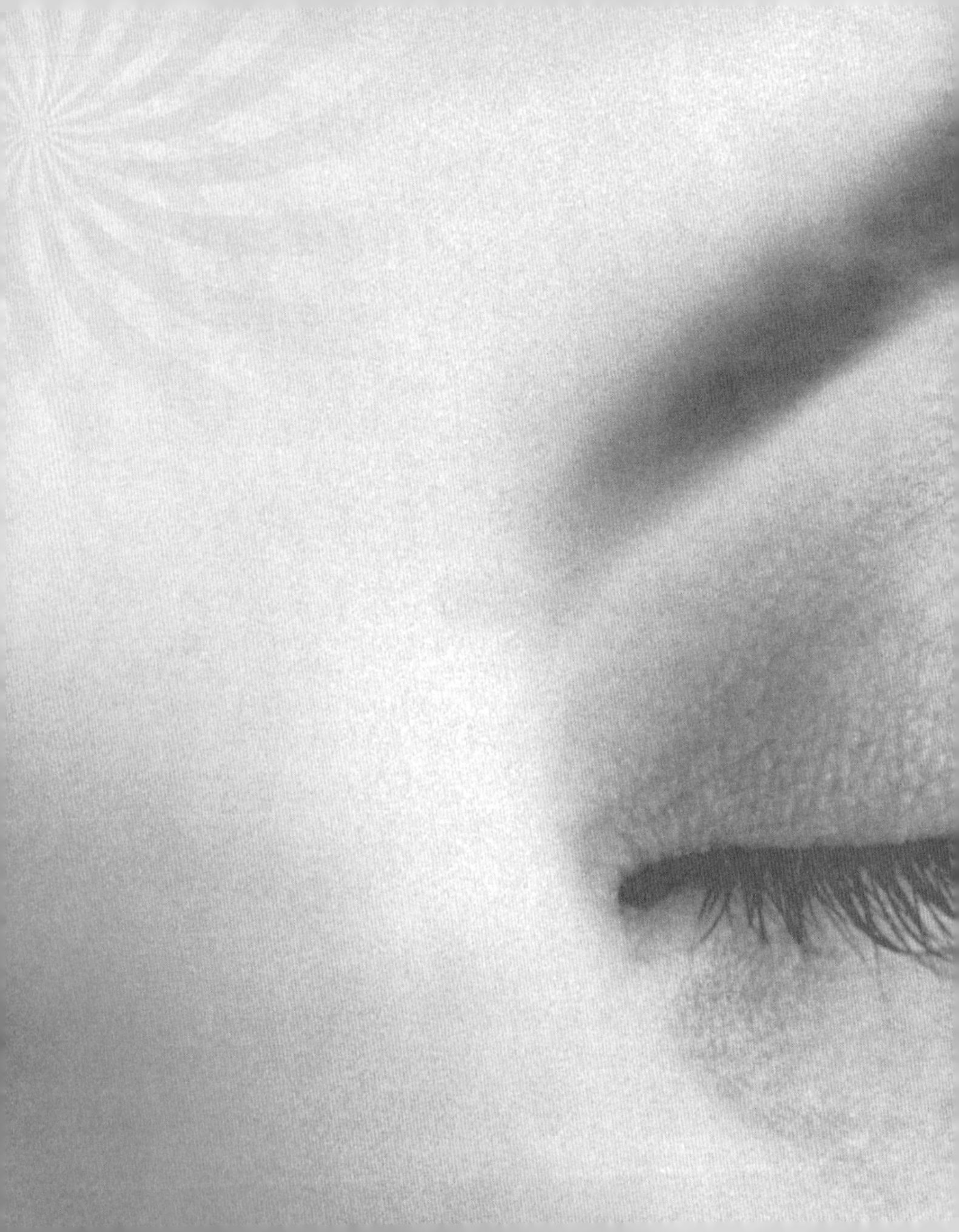

Chapitre trois

Visualisations pour purifier les chakras

En plus de la méditation, la vision intérieure peut aussi être utilisée pour purifier et équilibrer vos chakras. La visualisation agit comme un excellent complément à la méditation, et peut même la remplacer. J'ai souvent recours à la visualisation lorsque je dois nettoyer mes chakras dans un court laps de temps, comme c'est le cas lorsqu'une séance de guérison imprévue se présente à moi, par exemple.

Voici sept exercices de visualisation que je trouve particulièrement efficaces :

1. La lumière blanche

Visualisez un grand faisceau de lumière blanche éclatante comme du cristal, qui pénètre par le sommet de votre tête. Visualisez cette lumière aussi éclatante que possible, comme si elle était produite par des dizaines d'ampoules halogènes.

Voyez la lumière entrer en vous par le sommet de votre tête et faire disparaître sur son passage toutes les zones sombres ou ternes de vos chakras : le chakra coronal situé au sommet de la tête, les chakras de l'oreille situés de chaque côté de la tête, le troisième œil qui se trouve entre les deux yeux, le chakra de la gorge, le chakra du cœur, le chakra du plexus solaire situé derrière le nombril, le chakra sacré qui se trouve quelques centimètres sous le nombril et le chakra racine situé à la base de la colonne vertébrale.

Voyez tous vos chakras s'illuminer et s'équilibrer en prenant des dimensions identiques parfaites.

2. *Les globes de verre*

Visualisez huit superbes globes de verre posés les uns sur les autres. Les couleurs des globes sont les suivantes, à partir du dessus :

– Pourpre royal
– Rouge-violet
– Bleu profond

– Bleu ciel
– Vert émeraude
– Jaune soleil
– Orange vif
– Rouge rubis

Voyez ces globes devenir plus grands, plus brillants et de plus en plus inondés de lumière. Faites-leur prendre de l'expansion jusqu'à ce qu'ils soient tous de la même grosseur. Voyez-les ensuite parfaitement transparents, d'une couleur claire, et ne possédant plus aucune tache sur leur surface de verre.

3. Le vacuum

Imaginez un tube géant provenant des nuages célestes. Ce tube est conçu pour aspirer toutes les énergies sombres et négatives. Imaginez ensuite que ce tube pénètre dans votre crâne en passant par le chakra coronal situé au sommet de votre tête. Choisissez l'intensité avec laquelle vous voulez qu'il aspire: faible, moyenne, puissante ou très puissante. Vous pouvez orienter l'orifice du tube vers des zones spécifiques de vos chakras pour qu'il aspire les taches sombres qui s'y trouvent. Vous pouvez aussi demander au vacuum de procéder au nettoyage complet de votre corps physique et de votre corps lumineux.

4. Inhaler des couleurs

Tandis que vous prenez une très profonde respiration, visualisez que vous inspirez la couleur verte. En expirant à fond, imaginez que vous exhalez la couleur jaune. Ensuite, inspirez la couleur bleue le plus profondément possible, et expirez la couleur orange. Puis, inspirez la couleur pourpre, et voyez cette couleur pénétrer dans l'ensemble de vos cellules et de votre système sanguin. Pour finir, exhalez à fond la couleur rouge. Répétez cette séquence à trois reprises.

5. Le vol plané à travers des grilles lumineuses

Imaginez que vous vous trouvez dans le plan astral et que vous vous déplacez en volant dans les airs. Le ciel, constellé d'étoiles, s'étend en arrière-plan tel un drap de velours bleu nuit. Des grilles de différentes couleurs, constituées de rayons luminescents entrecroisés ressemblant à des tubes de néon, se déploient autour de vous. Ces grilles comportent des ouvertures carrées à travers lesquelles il vous est aisé de voler.

Imaginez que vous vous propulsez vers une grille d'un rouge étincelant. À mesure que vous vous rapprochez des rayons de lumière rouge, vous pouvez entendre le son qu'émettent leurs pulsations électriques. En volant à travers la grille, vous sentez toutes les préoccupations de votre moi inférieur relatives à l'argent, à la sécurité et à la carrière disparaître sous l'effet des pulsations de lumière rouge.

Vous décidez alors de voler vers une grille orange vif, et lorsque vous passez à travers un carré de lumière éclatante, vous sentez que vous abandonnez en chemin toutes vos préoccupations concernant votre corps. En vous retournant, vous constatez que toutes vos inquiétudes, vos craintes ou vos dépendances physiques sont restées accrochées à la boîte orange que vous venez de traverser. Tous les soucis liés à votre corps physique sont maintenant disparus.

En poussant un grand soupir de soulagement, vous vous retrouvez en train de voler à travers une grille d'un jaune resplendissant. Vous voyez et sentez les rayons de lumière jaune dissoudre toutes les peurs et les préoccupations qui subsistaient en vous en ce qui a trait au pouvoir et à la domination. Comme un paillasson géant, les lumières raclent tous ces sédiments et enlèvent tout le poids qui pesait sur votre âme.

Ensuite, vous volez dans et autour de superbes grilles d'un vert brillant. Vous prenez plaisir à voler tout autour des ces carrés qui émettent des pulsations, vous émerveillant de vos talents aériens. Tandis que vous traversez chacun des carrés verts, vous sentez votre cœur se gonfler sous la chaleur de l'amour universel. Observez les grilles vertes racler toute peur liée à l'idée d'être aimé ou de donner de l'amour.

Vous vous sentez si vivant, en pleine forme, et vous traversez maintenant les mailles vibrantes d'une grille bleu clair. Vous entendez une musique céleste émanant des carrés, qui vous donne envie de chanter. Au moment où, avec un grand enthousiasme, vous joignez votre voix à la musique provenant de la grille bleue, vous sentez votre gorge s'ouvrir complètement sous l'effet de la joie que vous procure cette pleine expression de vous-même.

Après avoir effectué quelques joyeuses pirouettes en vol, vous arrivez au-dessus d'une grille bleu cobalt qui attire votre attention. Vous êtes époustouflé par la beauté de ce bleu électrique qui se détache de l'arrière-plan velouté du ciel nocturne. Vous encerclez puis traversez la grille bleu cobalt, et vous sentez aussitôt tous les blocages qui nuisent à votre capacité de clairvoyance se dissoudre sous l'effet de la force magnétique émanant des carrés. Vous placez votre visage très, très proche d'un des tubes de couleur cobalt, et vous vous abandonnez à contempler leurs superbes et profonds reflets bleutés. Le bleu est animé d'une pulsation régulière, et vous sentez votre troisième œil s'ouvrir pleinement au rythme de ces pulsations.

Vous regardez ensuite autour de vous, et les couleurs du ciel vous semblent encore plus vibrantes que jamais. Vous remarquez, à votre droite, des grilles de couleur violet-rouge et vous vous précipitez dans leur direction pour les voir de plus près. Les rayons violet-rouge émettent un son harmonique qui rappelle le fredonnement et le roucoulement des anges. Tandis que vous volez à travers les carrés lumineux, vous remarquez que votre sens de l'ouïe devient particulièrement aiguisé. Vous percevez avec acuité toutes les nuances de ton ainsi que les moindres notes de musique céleste résonnant à l'intérieur de ces grilles, et vous exprimez toute votre gratitude face à cet éveil complet de votre sens de l'ouïe.

Rempli de joie, vous continuez à tournoyer dans les airs jusqu'à ce qu'un groupe de grilles de couleur pourpre royal attire votre regard. Les tons de pourpre profonds et brillants qui illuminent les tubes de néon sont époustouflants de beauté. Vous vous dirigez immédiatement vers les grilles pourpres et traversez les mailles carrées. Vous remarquez que vous vous sentez de plus en plus léger, de plus en plus confortable, comme si vous retrouviez un sentiment de paix et de liberté que vous n'avez pas éprouvé depuis de nombreuses années.

Vous vous sentez merveilleusement bien et, toujours en volant dans les airs, vous retournez vers la terre, vers votre pays, votre ville et votre maison. Vous ouvrez les yeux et étirez les bras. Vous vous sentez très en forme, très vivant, et vous êtes complètement rechargé spirituellement.

6. Le temple de guérison

En fermant les yeux et en prenant de très profondes respirations, visualisez deux êtres rayonnants de lumière blanche debout devant vous. Ces êtres de lumière vous aiment profondément, et vous sentez leur amour inconditionnel, dénué de tout jugement, se répandre sur vous. Ils savent qui vous êtes, et vous savez qui ils sont.

Ils vous prennent par la main, et vous les laissez vous guider. En dirigeant votre regard vers le sol, vous remarquez que vous planez tous les trois dans les airs. Le décor de la pièce où vous vous trouviez a disparu. Vous ne voyez plus que les deux êtres de lumière. Vous remarquez alors que vous êtes vêtu d'une tunique d'un blanc lumineux. C'est le vêtement le plus confortable que vous ayez jamais porté, celui dans lequel vous êtes le plus à l'aise.

Vous vous retrouvez par la suite dans un superbe temple en forme de dôme. Les êtres de lumière vous guident jusqu'à une plate-forme circulaire surélevée, sur laquelle vous montez. Vous remarquez que des fenêtres en forme de voûte sont disposées tout autour du toît du dôme. Chaque fenêtre possède une vitre dont la couleur évoque les reflets d'un bijou. À ce moment-là, un intense faisceau de lumière traverse la fenêtre pourvue d'une vitre rouge, et vous constatez que vous baignez dans la lumière rouge.

Les êtres de lumière vous demandent alors d'inspirer profondément. Puis, lorsque vous expirez, le rayon de lumière filtre à travers la fenêtre suivante, et vous baignez soudain dans la lumière orange qui en émane. Les êtres de lumière vous indiquent de pivoter doucement dans le sens des aiguilles d'une montre de façon à envelopper complètement votre corps de lumière orange. Lorsque vous avez réalisé un tour complet, le faisceau de lumière traverse une fenêtre jaune clair. Votre corps resplendit alors d'un jaune solaire, et vous vous sentez réchauffé et aimé.

Ensuite, la lumière traverse une fenêtre verte, et vous vous émerveillez en voyant vos mains irradier d'un vert éclatant. Le faisceau lumineux s'infiltre alors à travers une fenêtre bleu ciel, et vous êtes enveloppé de superbes reflets bleus évoquant l'eau cristalline d'un lac. Les êtres de lumière vous rappellent qu'il vous faut continuer à inspirer et à expirer très profondément. Pendant que vous vous exécutez, le faisceau lumineux perce une fenêtre bleu royal. Votre corps est alors enveloppé d'une lumière d'un bleu profond, et vous êtes ébahi de voir ce faisceau lumineux donner à votre tunique des reflets magiques.

Le faisceau passe ensuite à travers une fenêtre voûtée de couleur violet-rouge, et vous vous sentez élevé par la puissante énergie émanant de cette lumière colorée qui vous entoure. Le faisceau lumineux se déplace alors vers une fenêtre pourpre, et vous entendez soudain une musique emplir le temple. En levant les yeux, vous et les êtres de lumière apercevez des centaines d'anges chérubins flotter autour de vous. Ils vous sourient avec douceur et amour, et vous leur adressez en retour un large sourire. La lumière envahit le temple, s'infiltrant simultanément à travers toutes les fenêtres. Vous voyez alors un arc-en-ciel de joyaux lumineux tournoyer autour de vous, des anges et des êtres de lumière.

Les êtres de lumière tendent les bras vers vous et vous escortent alors que vous quittez la plate-forme surélevée. Vous remarquez à quel point vous vous sentez léger et merveilleusement bien pendant que les êtres de lumière vous guident vers la pièce où vous vous trouviez au départ. Lorsque vous ouvrez les yeux, vous savez que vous venez de recevoir un traitement rajeunissant dans le temple de la guérison.

7. L'ouverture du troisième œil

Visualisez une lumière blanche aux reflets d'or qui rayonne tout autour de vous. Inspirez cette lumière aux reflets d'or jusqu'à ce que l'intérieur de votre tête en soit complètement rempli. Expirez, et tout en prenant une autre profonde respiration, observez la lumière aux reflets d'or se concentrer pour former un cordon épais et solide. Voyez et sentez ce cordon de lumière dorée entrer par votre troisième œil. Voyez et sentez le cordon lumineux pénétrer dans votre tête par votre troisième oeil puis ressortir dans la pièce. Inspirez et faites pénétrer le cordon de lumière dans votre bouche, et faites-le passer par votre troisième œil une autre fois.

Il se peut que vous sentiez une légère pression à mesure que votre troisième œil se nettoie et s'ouvre sous l'effet du cordon de lumière. Si votre troisième œil est fermé depuis de nombreuses années ou de nombreuses vies, le cordon risque de vous causer un peu d'inconfort.

Inspirez et expirez afin de dissiper tout sentiment d'inconfort qui pourrait survenir au cours de cet exercice d'ouverture des chakras.

Lorsque vous sentez qu'il est temps d'arrêter l'exercice, visualisez que vous exhalez la lumière blanche aux reflets d'or dans la pièce. Voyez la paupière de votre troisième œil s'ouvrir dans la joie, et laissez-vous éprouver le bonheur d'être pleinement éveillé aux visions véritables qui vous serviront dorénavant de guide.

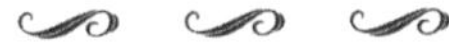

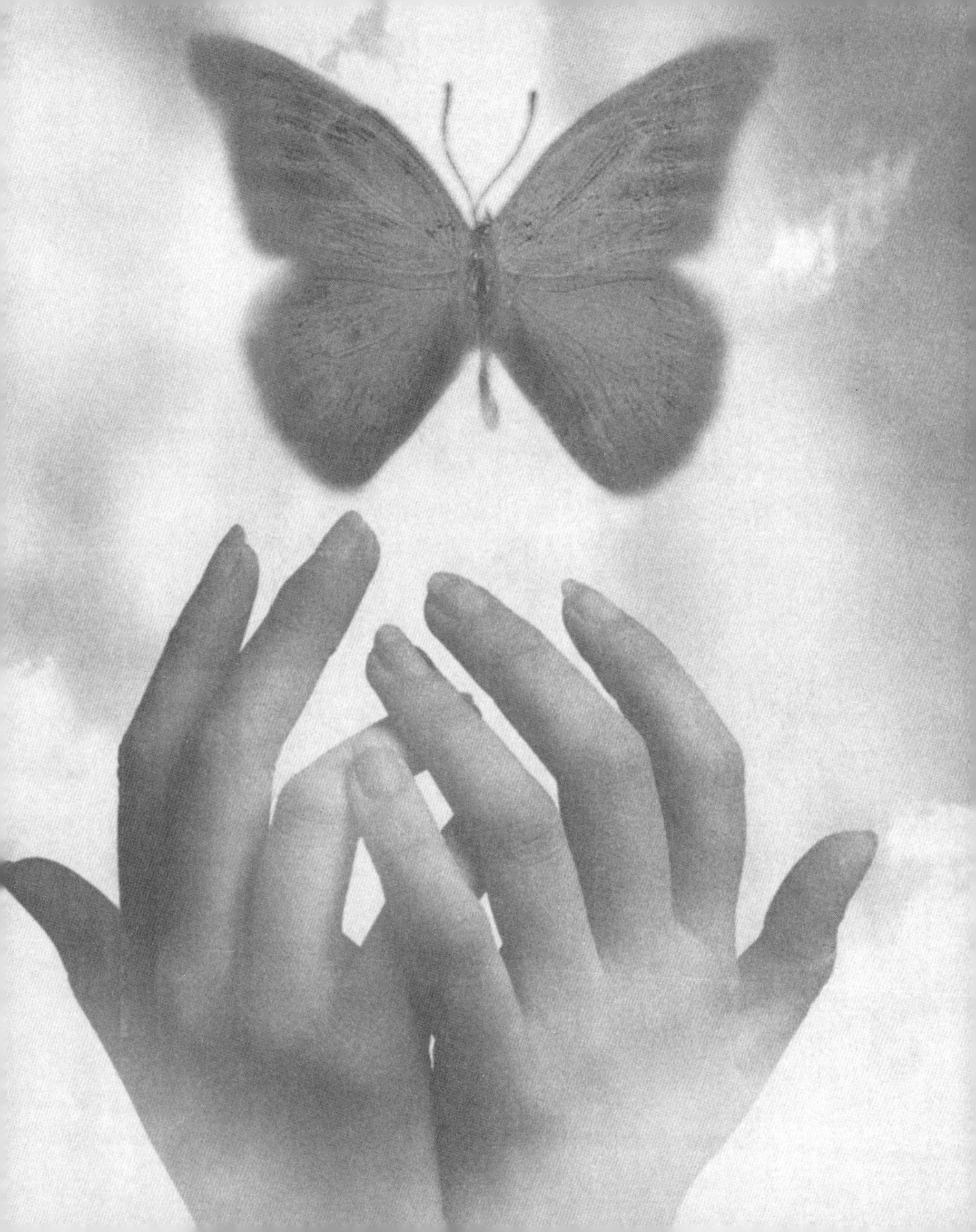

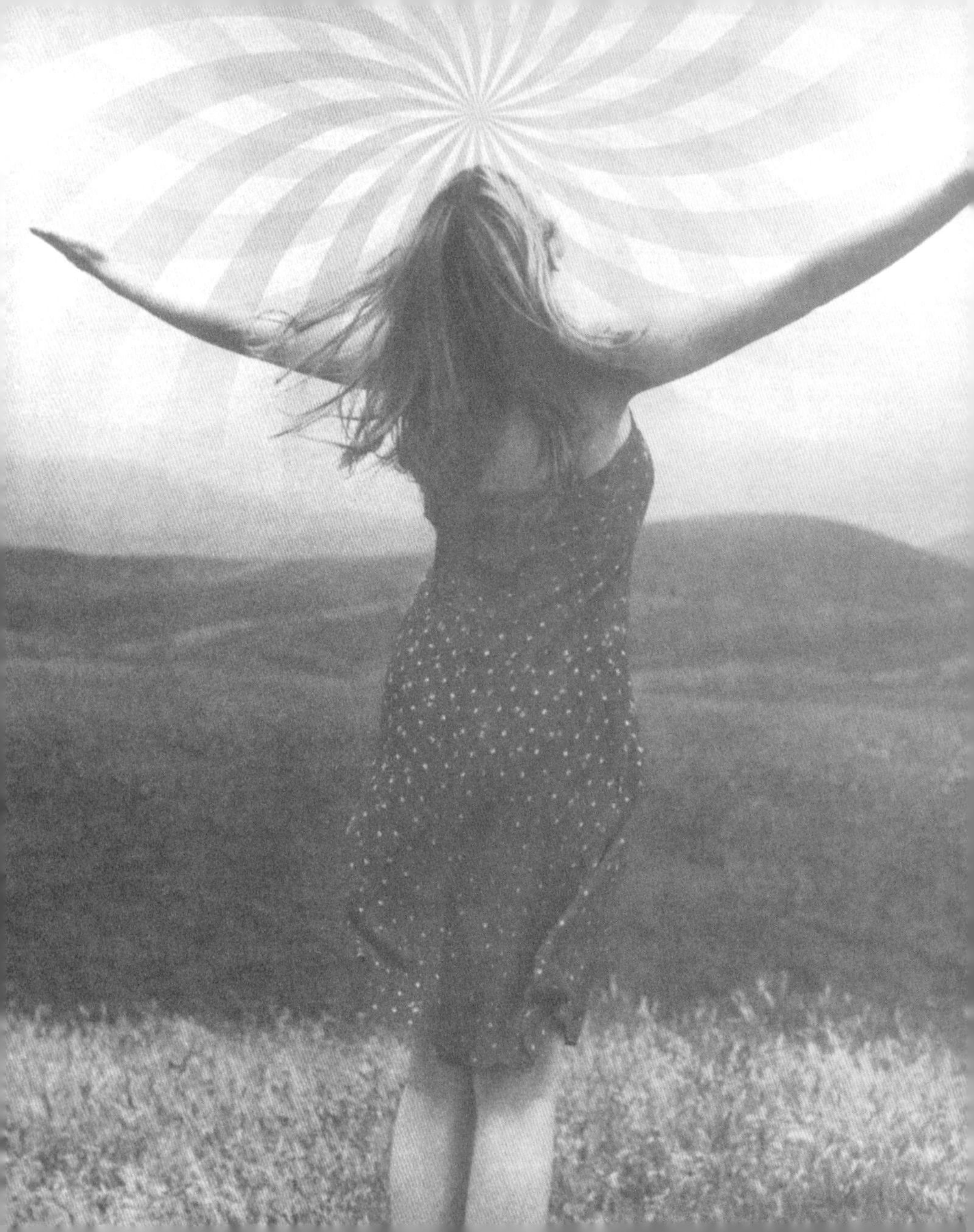

Chapitre quatre

Thérapie angélique pour purifier les chakras

Vos anges gardiens et les autres habitants du royaume angélique se font un plaisir de vous aider à vous débarrasser des effets des pensées négatives chargées de peur. Après tout, les anges ont pour mission d'amener votre conscience à percevoir l'amour de Dieu. C'est donc avec joie qu'ils vous aideront à dissiper tout ce qui pourrait nuire à votre conscience de l'amour universel.

Il y a toujours des anges autour de vous, à tout moment. C'est une certitude. En dépit de *tout* ce que vous auriez pu dire, penser ou faire par le passé, les anges éprouvent pour vous un amour inconditionnel. Il n'y a aucune exception à cela, et en ce moment même, alors que vous lisez ces lignes, vos anges se tiennent à vos côtés.

Vous pouvez à tout moment appeler d'autres anges à vos côtés. Pensez, dites ou écrivez simplement ce qui suit :

« Anges, je vous prie de venir à mes côtés dès maintenant », et ils seront près de vous avant même que vous ayez achevé votre phrase.

Voici quelques puissantes manières de travailler avec les anges pour vous libérer des effets de la peur :

MÉDITATION DU SEAU DES ANGES

Voici une merveilleuse méditation à employer chaque fois que vous rencontrez une difficulté qui vous apporte des inquiétudes.

Commencez par prendre une profonde respiration. Imaginez que les anges ont placé un énorme seau devant vous. Les anges se tiennent à côté du seau, et ils vous demandent d'y déposer tout ce qui vous tracasse.

Voyez et sentez que vous mettez dans le seau toutes les inquiétudes que vous éprouvez à propos de vos finances, de votre carrière, de votre maison ou de vos possessions. Ensuite, mettez dans le seau tous vos soucis ayant trait à votre corps ou à votre santé. Puis, mettez-y tous les conflits que vous avez eus avec des tiers. Faites de même avec tous les sentiments de douleur causés par vos relations.

Placez-y ensuite tout sentiment de culpabilité ou tout reproche que vous vous faites. Mettez tout ça dans le seau. Mettez-y ensuite toutes les peurs que vous éprouvez à propos de vos buts et objectifs. Mettez-y la peur de l'échec ou la peur du succès. Et n'oubliez surtout pas la peur d'être un « imposteur incompétent ». Faites de même avec toutes les peurs que vous pourriez avoir concernant l'avenir. Placez ensuite tout sentiment de frustration ou de colère à l'égard des membres de religions organisées, et toutes vos réticences envers Dieu dans le seau.

S'il y a quoi que ce soit d'autre qui vous tracasse, placez-le maintenant dans le seau. Ne retenez absolument rien ; mettez tout dans le seau sans attendre. Remarquez le sentiment de légèreté qui habite votre âme et votre corps.

Vous voyez maintenant les anges vous sourire et s'envoler au loin en emportant le seau. Ils emportent tous vos soucis vers la Source divine de toute créativité et d'intelligence infinie. Là, toutes vos difficultés connaissent un aboutissement parfait. Tout est résolu à la satisfaction de tous, et vous trouvez des solutions parfaites à vos problèmes, dans l'aisance et l'harmonie. Remerciez Dieu et les anges de leur aide. Acceptez cette aide maintenant tout en sachant que vous la méritez. Sachez également qu'en vous guérissant vous-même, vous contribuez à guérir le monde.

À propos des cordons éthériques

Des « cordons éthériques » sont souvent rattachés aux chakras. Ces cordons qui ressemblent à des tubes chirurgicaux sont reliés aux chakras des personnes avec qui nous avons entretenu des relations.

On voit les cordons éthériques se prolonger le plus souvent jusqu'à nos frères et sœurs, suivis (en ordre décroissant) par notre père, notre mère, notre ex-conjoint, nos ex-amants, notre conjoint ou amant actuel, notre maison, nos enfants et nos amis proches.

C'est la peur présente dans nos relations qui entraîne la formation de ces cordons. Cette peur peut se traduire dans la codépendance, l'attachement, la peur de l'abandon ou la rancune. Les cordons éthériques sont comme des tuyaux dans lesquels l'énergie circule dans les deux sens entre les deux personnes concernées. Et c'est bien là tout le problème.

Si la personne à laquelle vous êtes reliée est en train de traverser une épreuve importante, elle drainera votre énergie en puisant à même votre réserve grâce à ce cordon éthérique. Et vous vous sentirez épuisé sans trop savoir pourquoi.

Très souvent, les personnes avec qui vous avez eu des relations sexuelles par le passé sont rattachées à votre chakra sacré. Les personnes avec qui vous avez eu des conflits sont rattachées à votre plexus solaire. Et les personnes de qui vous êtes en deuil sont rattachées à votre chakra du cœur.

Les personnes avec qui vous avez vécu des relations douloureuses ou des relations dont vous avez eu à porter tout le poids sont rattachées à vos épaules. Selon mon expérience, c'est là la principale cause des douleurs ressenties aux épaules et au cou.

Un jour, une de mes clientes se plaignait des multiples difficultés qu'elle rencontrait sur le plan des finances, de la santé et de l'amour. J'ai tout de suite vu plusieurs épais cordons éthériques dépasser de son dos et de ses épaules. J'ai aussi remarqué que ces cordons étaient rattachés à son père décédé, avec qui elle avait eu jadis une relation plutôt conflictuelle.

Alors que nous coupions les cordons, je lui ai demandé d'accepter de pardonner à son père. En même temps, j'ai demandé à son père d'accepter de se pardonner à lui-même, car la relation qu'il avait eue avec sa fille par le passé lui causait des remords. Lorsque les deux personnes ont été totalement prêtes à pardonner, les cordons se sont détachés. Peu de temps après cette séance, ma cliente m'a affirmé avoir constaté des améliorations dans tous les domaines de sa vie.

De plus, si nous sommes attachés à notre maison ou à certains lieux géographiques, des cordons éthériques émergent de la plante de nos pieds et s'enfoncent à l'intérieur du sol.

J'ai récemment travaillé avec une cliente qui m'affirmait vouloir déménager. Toutefois, elle se plaignait d'être incapable de vendre sa maison. J'ai alors constaté que de nombreux cordons éthériques s'étendaient de la plante de ses pieds vers les fondations de sa maison.

Je lui ai ensuite expliqué que son attachement à la maison empêchait la vente de celle-ci. Avec sa permission, nous nous sommes donc employées à couper les cordons éthériques qui la reliaient à la demeure. Deux jours plus tard, elle avait vendu sa maison au prix demandé.

Couper des cordons ne veut pas dire « Je ne t'aime pas » ou « Je ne me soucie plus de toi ». Et le fait que des cordons soient coupés n'entraîne pas nécessairement une rupture ou un abandon de relation. Cela veut simplement dire qu'on se débarrasse des aspects dysfonctionnels d'une relation. N'oubliez jamais que la peur est le contraire de l'amour, et que les cordons éthériques (ainsi que tous les attachements malsains) sont créés par la peur.

Certaines personnes craignent de couper des cordons reliés à des fragments de leur âme, c'est-à-dire aux parties d'elles-mêmes qui se sont brisées en éclats lors de certains épisodes traumatisants de leur vie. Cela ne peut pas arriver lorsque vous maintenez l'intention de ne couper que les cordons qui vous empêchent d'éprouver un plein sentiment de joie et d'énergie. Si vous manifestez cette intention, les cordons vous reliant aux fragments de votre âme demeureront intacts.

Il vous est par ailleurs possible de rappeler à vous ces fragments de votre âme et les réintégrer à votre être en visualisant une douche de lumière blanche entourant votre corps. Demandez alors mentalement que tous les parts de vous-même soient réintégrées à votre être véritable. Ils se peut que vous voyiez de petits « vous » venir vers vous, tels des êtres minuscules reliés à des élastiques sautant en bungee dans votre direction. Ces petits fragments d'âme seront libérés de tout résidu de peur ou de traumatisme à mesure qu'ils réintègreront votre être sous l'effet de la douche de lumière blanche.

Comment couper les cordons éthériques

Il existe deux grandes façons de couper les cordons éthériques. Le moyen le plus rapide et le plus simple consiste à demander mentalement à l'archange Michaël de venir à vos côtés et de faire disparaître tous les cordons qui vous drainent de l'énergie. Si vous ne connaissez pas bien l'archange Michaël, disons simplement que son rôle premier consiste à dissiper toutes les énergies négatives. Vous pouvez lui demander de venir à vos côtés en tout temps, et même de vivre avec vous en permanence. Il a la capacité (et nous l'avons aussi, en vérité) de se trouver simultanément en présence de tout un chacun.

Lorsque vous aurez demandé à l'archange Michaël de couper vos cordons, vous vous sentirez immédiatement plus énergique et plus paisible.

Le second moyen consiste à couper vous-même vos cordons éthériques ou à demander à un ami ou à un guérisseur de le faire pour vous. Si vous choisissez de le faire vous-même, vous n'avez qu'à visualiser que vous tenez une paire de ciseaux, un couteau ou un sabre. Voyez ou sentez que vous coupez les cordons éthériques. Vous pouvez penser à une personne à qui vous vous savez rattaché et formuler l'intention de couper le cordon, ou tout simplement vous concentrer sur votre intention de couper tous les cordons.

Lorsque vous couperez vos propres cordons ou ceux d'une autre personne, vous éprouverez une sensation palpable. Vous pourrez percevoir l'épaisseur et la densité des tubes quand vous passerez au travers avec votre instrument bien affûté. Si vous sentez de la résistance, cela indique que vous éprouvez des peurs non résolues face à la personne qui s'y rattache ou que vous n'arrivez pas à lui pardonner. Voici une affirmation pour venir à bout de cette résistance : « J'accepte d'abandonner toute peur et toute rancune afin de pouvoir ressentir la paix plutôt que la douleur. »

La purification avec l'archange Raphaël

Raphaël est l'archange qui régit tout ce qui touche la guérison. Il irradie une merveilleuse lumière vert émeraude diffusant l'énergie de guérison. Vous pouvez inviter l'archange Raphaël à pénétrer à l'intérieur de votre corps et à libérer vos chakras de tout sentiment de peur qui pourrait y subsister. Raphaël fera tournoyer sa lumière verte de guérison autour de chacun de vos chakras et vous aidera à dissiper toute l'anxiété, la culpabilité ou le stress affectant chacun des chakras.

Vous n'avez qu'à dire tout haut ou mentalement ce qui suit : « Raphaël, je te prie de pénétrer à l'intérieur de mon corps et de me libérer de tout déséquilibre ou de toute énergie négative, maintenant » et cela sera fait. Vous pouvez aussi demander à Raphaël de rendre visite à un être cher. Les anges ne vont jamais à l'encontre de la volonté de Dieu, ni de celle des personnes concernées.

Aussi, invoquer les anges pour aider une autre personne, c'est faire cadeau de l'amour pur provenant de Dieu, des anges et de vous-même.

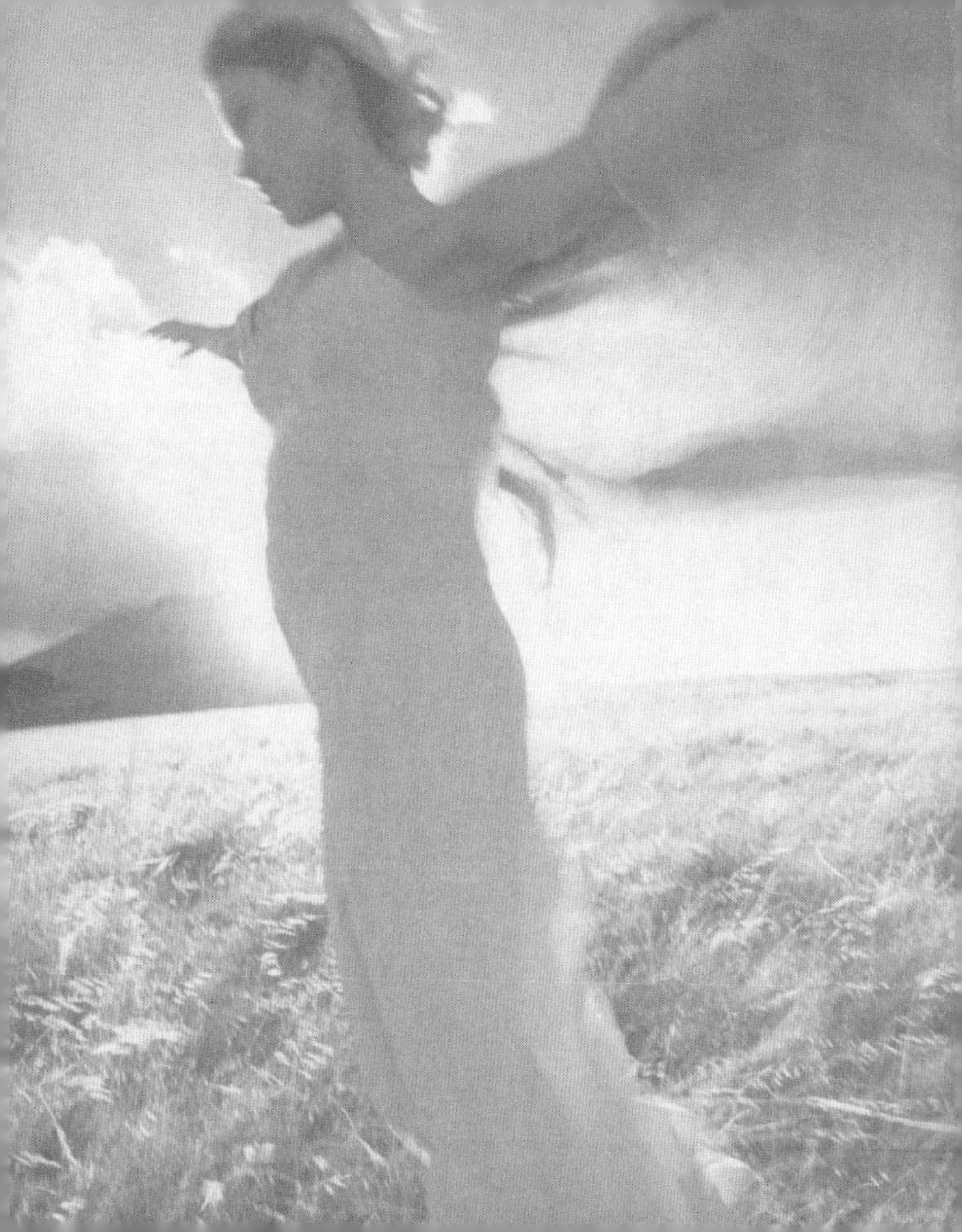

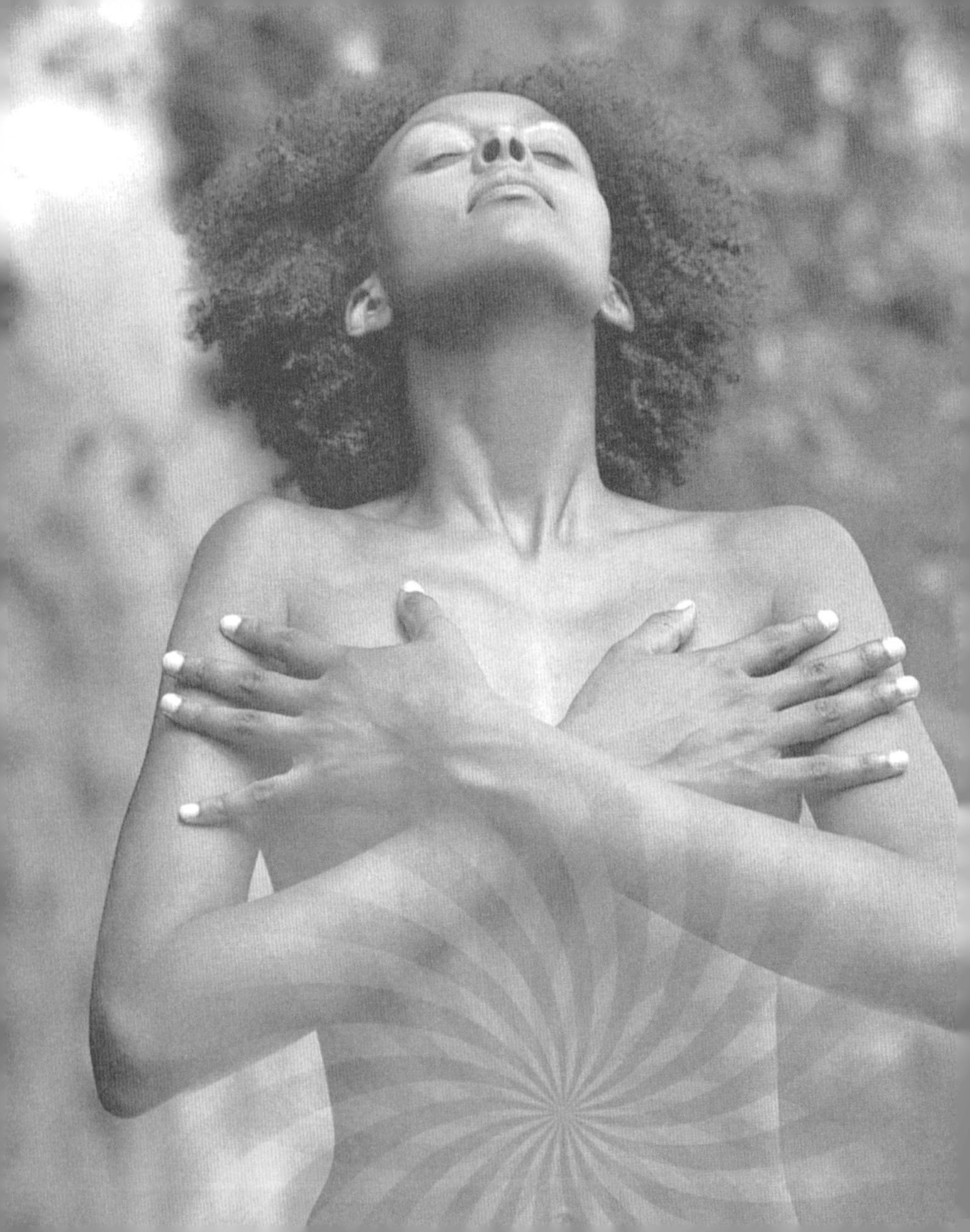

Chapitre cinq

Méthodes additionnelles pour purifier les chakras

Outre les méthodes expliquées dans les chapitres précédents, il existe des dizaines de façons de purifier ses chakras. En fait, plus vous libérerez vos chakras, plus vous deviendrez créatif dans l'utilisation de méthodes que vous découvrirez en écoutant votre voix intérieure. En réalité, il n'existe pas de « bonne » méthode de purification des chakras. Il n'y a que des approches qui *vous* conviennent à un moment ou à un autre de votre vie.

Aussi, faites toutes sortes d'expériences en créant des variantes à partir des méthodes expliquées dans ce livre. Vous pouvez aussi vous adresser à votre guide en ces termes : « Je te prie de me montrer comment accroître mon sentiment d'énergie et de joie » et de suivre les intuitions positives qui vous viendront. J'emploie le mot « positives » parce que les conseils de vos guides sont toujours formulés en des termes positifs. S'il vous arrive de recevoir des conseils formulés par la négative, ne les suivez pas, car ils proviennent de votre moi inférieur qu'est l'ego, et ne sont pas d'origine divine.

Dans le présent chapitre, je décrirai quelques méthodes supplémentaires qui permettent d'ouvrir les chakras.

Les harmonies et les chants

Dans les sociétés anciennes, les gens psalmodiaient le nom du dieu soleil de Thèbes, « Amen » ou « Amon ». Ils croyaient que le dieu soleil leur prodiguaient des visions du futur. Puis, les grandes prêtresses et les grands prêtres égyptiens ont découvert que ce n'était pas le dieu païen lui-même qui leur conférait la faculté de clairvoyance, mais plutôt l'harmonie produite par la vibration de son nom, « Amen ».

Ils utilisaient le son élémentaire *Aum* afin d'ouvrir le troisième œil. *Aum* est le son de la création, et ce son exprime l'émerveillement devant le miracle de la création et du Créateur.

Si vous psalmodiez lentement et puissamment les trois syllabes, *Au-Uh-Mm,* vous sentirez une forte vibration entre vos deux yeux. Ces pulsations réveillent la faculté de clairvoyance naturelle du troisième œil.

Il est encore plus efficace de psalmodier le *Aum* dans une séquence porteuse d'un nombre sacré. Si vous psalmodiez ces syllabes une fois, trois fois ou douze fois, vous remarquerez une amélioration progressive de votre habileté à discerner des images prophétiques. Il vous viendra des visions de l'avenir, des révélations à propos des autres, et vous ferez des rêves prémonitoires.

Les vibrations musicales ouvrent aussi les chakras. Jouer d'un instrument avec amour, en tenant celui-ci près du corps, produira des vibrations positives qui encourageront les chakras à s'ouvrir et à s'épanouir. Certains guérisseurs jouent de la harpe, de la guitare, du didjeridou (un instrument australien fait d'un tuyau de bois) ou de tout autre instrument pouvant faciliter le nettoyage des chakras de leurs clients.

Les diapasons sont aussi de bons outils d'ouverture des chakras. Vous pouvez faire résonner la note correspondant à chacun de vos chakras en gardant la vibration du son près du point où il se trouve sur votre corps. Les métaphysiciens s'entendent pour dire que les chakras s'accordent aux notes selon l'échelle suivante :

Chakra coronal :	Si (B)
Chakras de l'oreille :	La (A) dièse
Chakra du troisième oeil :	La (A)
Chakra de la gorge :	Sol (G)
Chakra du coeur :	Fa (F)
Chakra du plexus solaire :	Mi (E)
Chakra sacré :	Ré (D)
Chakra racine :	Do (C)

Les sons qui purifient les chakras peuvent aussi être émis par des grands bols en cristal (vendus dans les librairies ou boutiques spécialisées en ésotérisme). Les bols semblent chanter lorsque vous faites tourner un hochet de bois tout autour. La tonalité des bols varie en fonction de leur dimension, aussi vaut-il mieux vous référer aux associations de sons ci-dessus afin de choisir le bol convenant le mieux à chacun des chakras.

Le pardon

Voici un exercice que je suggère à tous mes étudiants en counselling spirituel, lequel leur procure toujours des intuitions plus claires et plus nombreuses par la suite. C'est un exercice extrêmement efficace pour ouvrir les chakras bloqués ou atrophiés, et je le recommande grandement.

Toute personne engagée dans le processus du pardon se trouvera plus en paix et plus énergisée. Le pardon me fait penser au délestage d'une montgolfière qui cherche à s'élever plus haut dans les airs. Les vieilles colères, les peurs accumulées et le ressentiment sont des poids morts que vous traînez et qui drainent votre vitalité. Peut-être avez-vous maintenant un certain poids que vous pourriez jeter hors de votre nacelle. Lorsque vous pardonnez au monde — y compris à vous-même — vous devenez plus léger, et la peur a beaucoup moins d'emprise sur vous.

Le pardon : libérez-vous dès maintenant

Ce processus demande entre 30 et 60 minutes, et croyez-moi, il mérite largement qu'on lui consacre cet investissement de temps. Bien des clients m'ont rapporté que leur vie avait été immédiatement transformée pour le mieux par ce seul exercice. Voici donc les étapes à suivre pour que vous puissiez vous libérer par le pardon :

1. ***Connaître les avantages du pardon***. Pardonner ne veut pas dire « J'ai perdu la partie » ou « J'ai tort et

tu as raison ». Cela ne veut pas dire non plus qu'on ne fera pas savoir à l'autre qu'il nous a fait du tort. Le pardon est simplement une façon de se libérer l'esprit afin de devenir un être sans limites. En échange du pardon, nous gagnons la paix de l'esprit et un accroissement de notre énergie vitale. À mon avis, c'est une véritable aubaine.

2. ***Faire l'inventaire des choses à pardonner.*** (Cet exercice est en partie inspiré des travaux de l'auteur John Randolph Price.) Inscrivez sur une feuille le nom de *toutes* les personnes, vivantes ou décédées, qui vous ont irrité. La plupart des gens obtiennent une liste de trois ou quatre pages, se rappellant soudainement de personnes qu'ils avaient oubliées depuis des années. Certaines personnes inscrivent même le nom d'un animal de compagnie, et presque tout le monde inscrit son propre nom quelque part sur la liste.

3. ***Lâcher prise et pardonner.*** Seul dans une pièce où vous ne risquez pas d'être dérangé, lisez votre liste un nom à la fois. Tout en gardant en tête l'image de chacune des personnes nommées, dites-lui ce qui suit : « Je te pardonne et je te laisse partir. Je ne

conserve aucune rancune. Je te pardonne totalement. Je suis libre et tu es libre. » Ce processus peut prendre 30 minutes ou plus. Toutefois, il importe d'aller jusqu'au bout et de compléter toute la liste.

4. ***Lâcher prise tous les soirs***. Chaque soir, au coucher, revoyez mentalement votre journée. Y a-t-il quelqu'un à qui vous devriez offrir votre pardon ? Tout comme vous le faites sans doute pour votre visage, il importe de nettoyer votre conscience tous les soirs. Vous éviterez ainsi toute accumulation de ressentiment.

Purification du troisième œil et vies antérieures

J'ai eu l'occasion de travailler avec de nombreux clients et étudiants qui se plaignaient d'être incapables de voir quoi que ce soit en imagination. On me dit fréquemment : « Je n'ai aucune aptitude visuelle ! » Or, j'ai très souvent constaté que ces personnes prétendument « non visuelles » avaient subi une mort violente dans une ou plusieurs de leurs vies antérieures, et ce, *en raison de leurs talents de clairvoyance.*

J'ai travaillé avec des étudiants qui ont péri sur le bûcher à l'époque des chasses aux sorcières, qui ont été décapités pour avoir fait usage de leurs dons parapsychiques lors de l'Inquisition ou qui ont été exécutés du temps de l'Atlantide pour des raisons se rapportant à leurs talents de clairvoyance. Ces personnes sont donc terrifiées à l'idée de voir renaître, dans leur existence actuelle, le pouvoir ayant causé leur perte lors de vies antérieures.

Plusieurs de mes étudiants et de mes clients ont également reçu des critiques dans leur vie présente en raison de leur intérêt pour le monde parapsychique. Par exemple, certains ont été réprimandés pour avoir eu des visions inspirées par l'esprit du « mal » lorsqu'ils étaient enfants. D'autres se sont également fait dire de cesser de parler de leurs « amis invisibles », qui étaient en fait des anges ou des guides spirituels.

Quel que soit l'événement ayant suscité la méfiance qu'elles éprouvent présentement face à tout ce qui touche la clairvoyance, ces personnes peuvent se libérer simultanément de toutes leurs résistances. Voici une méditation pour vous défaire de votre peur d'ouvrir vos chakras associés à la clairvoyance :

Commencez par inspirer et expirer profondément trois fois de suite. Lisez l'énoncé qui suit, soit tout haut, soit mentale-

ment : « J'accepte d'abandonner toutes les peurs que je pourrais entretenir envers ma capacité de voir dans l'avenir, suite à quelque existence que ce soit. Je suis prêt à laisser aller toutes les peurs que je pourrais avoir, en direction du passé, du présent et de l'avenir, concernant l'usage de mes capacités parapsychiques. Je suis prêt à pardonner à toute personne, dans toutes mes vies, qui pourrait m'avoir critiqué, persécuté, abandonné, mutilé ou mis à mort à cause de mes dons parapsychiques. J'accepte de me pardonner pour tous les choix que j'ai faits, quelle que soit l'époque, sachant que je faisais toujours de mon mieux. Je suis prêt à abandonner toutes mes peurs d'être maltraité en raison de mes habiletés parapsychiques au cours de ma vie actuelle. Je suis guéri et je suis en totale sécurité. »

Le rôle de la nourriture et du régime alimentaire

Tout ce que nous mangeons et buvons contient de l'énergie vitale, mais certains choix sont préférables à d'autres. Une alimentation comportant un taux élevé d'énergie vitale rendra les chakras plus larges et plus clairs.

Par contre, un régime alimentaire comportant peu d'énergie vitale n'aidera guère à l'épanouissement des chakras ; il pourra même les faire rétrécir et s'assombrir davantage. C'est d'ailleurs ce qui se produit chaque fois que nous consommons des aliments provenant d'un animal maltraité, puisque nos chakras absorbent l'énergie de la souffrance imprégnée dans cet animal.

Les aliments vivants comme les fruits et les légumes frais, les grains entiers germés et les jus fraîchement pressés (consommés dans les vingt minutes) sont ceux qui contiennent le taux le plus élevé d'énergie vitale. En revanche, les aliments morts, séchés, congelés ou surcuits ne contiennent aucune énergie vitale. Il faut dire que la vie aurait peine à croître dans une boîte de conserve ou dans un congélateur.

Si vous ajoutez plus d'aliments vivants à votre régime alimentaire, vous remarquerez une amélioration notable de votre énergie et de vos humeurs. Même une légère diminution de votre consommation d'aliments dévitalisés couplée à une toute petite augmentation de votre consommation d'aliments regorgeant de vitalité peut avoir un impact positif sur votre bien-être.

J'ai constaté que plusieurs de mes étudiants et de mes clients avaient intuitivement reçu le conseil de cesser de consommer des aliments qui bloquaient leurs chakras. Si vous éliminez les aliments tels que le sucre, la caféine et la viande rouge, vous n'éprouverez que très peu d'effets secondaires négatifs, voire même aucun. Ainsi, vous n'éprouverez aucune de ces envies compulsives ni aucun de ces maux de tête qu'on associe habituellement aux changements de régime alimentaire. Vous découvrirez plutôt que votre appétit pour ces substances tend à disparaître.

Les aliments suivants sont ceux qui affectent vos chakras le plus profondément.

Aliments et substances ayant un effet négatif sur les chakras

Effet négatif important :

Alcool
Caféine
Chocolat
Cigarettes et cigares
Drogues de toutes sortes
Viande rouge
Toute nourriture ou substance consommée de façon compulsive ou excessive (signe que la personne craint et évite la guidance divine, qu'elle fuit dans la dépendance)

Effet négatif modéré :

Volaille (dinde, poulet, etc.)
Herbes à effet psychotrope ou modifiant l'énergie (calmantes ou stimulantes)
La plupart des aliments transformés
Mollusques et crustacés
Farine blanche
Sucre blanc

Effet négatif minime :

Gazéification des breuvages, incluant l'eau
Produits laitiers
Fruits, légumes et céréales cultivés à l'aide de pesticides
Fruits de mer (hormis les mollusques et les crustacés)

Aliments et boissons ayant un effet positif sur les chakras

- Fruits et légumes fraîchement cueillis (plus particulièrement ceux qui sont biologiques, car les pesticides sont porteurs d'une dense vibration : « pesti » veut dire insecte, et « cide » tuer).

- Les produits de boulangerie cuits avec des grains germés ou entiers (vous pouvez demander au gérant de votre épicerie de les commander ou vous les procurer à n'importe quel magasin d'aliments naturels).

- Les produits du soya comme le lait de soya ou le tofu.

- Les jus, consommés dans les vingt minutes après avoir été pressés (la force vitale disparaît au bout de vingt minutes, un peu comme l'âme qui s'échappe du corps après la mort).

- Une nourriture bénie par des prières.

L'exercice physique

L'exercice affecte aussi les chakras. N'importe quel type d'exercice aérobique qui vous fait respirer plus profondément entraîne une augmentation du flux d'oxygène dans le corps, ce qui contribue à l'aération des chakras. Les promenades dans la nature ont aussi un merveilleux effet sur l'ouverture des chakras. Si vous faites une promenade dans un « lieu de puissance » comme les environs d'un vaste plan d'eau, une forêt ou un vortex (comme les vortex d'énergie de Sedona, en

Arizona), vous sentirez encore davantage les effets de l'ouverture de vos chakras.

Les mouvements de yoga et de tai chi accroissent pour leur part la circulation du « chi » ou force vitale dans vos chakras. J'aime tout particulièrement les exercices décrits dans le livre *Fountain of Youth* de Peter Kelder. Le livre de Kelder propose six exercices (supposés provenir de l'Inde) qui favorisent grandement l'ouverture des chakras. Ces exercices donnent des résultats très rapides.

Les cristaux

Les cristaux sont de puissants agents de changement et de guérison. Les cristaux qui correspondent aux couleurs des chakras sont particulièrement efficaces pour nettoyer ces derniers. Étendez-vous et placez le cristal sur votre corps vis-à-vis l'emplacement du chakra à nettoyer. Voici les cristaux suggérés pour chacun des chakras:

Chakra racine : oeil de tigre rouge, jaspe rouge, grenat et rubis

Chakra sacré : cornaline, hématite

Chakra du plexus solaire : citrine, aventurine jaune, topaze jaune, ambre et jaspe jaune

Chakra du coeur : quartz rose, rhodochrosite, aventurine, émeraude, tourmaline verte et rose

Chakra de la gorge : agathe blue lace, topaze bleue, aigue-marine et turquoise

Chakras de l'oreille : tourmaline rose

Chakra du troisième oeil : quartz clair, pierre de lune et saphir

Chakra coronal : sugulite, améthyste

Sentez la délicate vibration du cristal dissoudre toutes les énergies de peur figées à l'intérieur de vos chakras. Si vous respirez profondément en vous concentrant bien, il se peut que vous sentiez les pulsations émanant du cristal.

Vous pouvez aussi placer un cristal sous votre oreiller, sur votre table de chevet ou sous votre lit et laisser vos chakras se purifier durant votre sommeil.

Certains praticiens recommandent de prendre un bain en plaçant les cristaux dans l'eau de votre baignoire. D'autres guérisseurs conseillent de boire des élixirs de pierres précieuses, c'est-à-dire une fine poudre de gemmes ou de cristaux mélangée à de l'eau distillée.

Le massage

Les massages thérapeutiques activent la circulation du *chi* dans le corps et aident à déloger les zones sombres qui entachent les chakras. Il vaut mieux se faire donner un massage dans un environnement apaisant, une pièce dont la lumière est tamisée et où une douce musique de fond se fait entendre, par exemple. Essayez de trouver un ou une massothérapeute qui a une personnalité agréable. Autrement, il se peut que vous absorbiez malgré vous son énergie négative.

Si vous êtes *vous-même* massothérapeute, vous êtes probablement au courant du fait que les chakras de vos mains et de vos bras absorbent les énergies négatives qui se dégagent de vos clients au cours des séances de massage. J'ai déjà eu des visions clairvoyantes des effets de ces énergies négatives sur mes clients qui pratiquent la massothérapie ; c'est comme s'ils portaient de longs gants noirs.

Vous pouvez contrer ces effets en plaçant plusieurs plantes vivantes non loin de vos bras pendant que vous travaillez. Les plantes absorbent l'énergie négative de la même manière qu'elles absorbent le dioxyde de carbone. Les plantes vont transmuter l'énergie négative et extraire la substance d'amour qui habite toute chose. Vous pouvez également visualiser une lumière qui nettoie vos mains et vos bras.

Les essences de fleurs et l'aromathérapie

Les fragrances de certaines fleurs contribuent à ouvrir les chakras. Par exemple, la rose rose ouvre le chakra du cœur, le lis oriental « Stargazer » et les tubéreuses ouvrent le troisième œil et le chakra coronal. Vous pouvez bénéficier de leurs effets en gardant ces fleurs à proximité (j'ai toujours des lis orientaux dans mon bureau et à côté de mon lit) ou en gardant leurs essences florales dans un flacon.

Les sels de mer pour le bain

Le sel a un merveilleux pouvoir conducteur d'énergie curative pour le corps, surtout lorsque nous trempons ou nageons dans l'eau salée. Tremper dans un bon bain auquel on aura ajouté du sel de mer et des huiles essentielles est une méthode rapide pour raviver l'esprit et purifier vos chakras après une dure et longue journée. Évitez toutefois les sels de bain qui contiennent des ingrédients chimiques ; ils sont chers, de toute manière. Vous pouvez vous procurer un excellent sel de mer au rayon des épices de votre supermaché ou dans un magasin d'aliments naturels. Il est plus économique de vous procurer du sel nature et d'y ajouter vous-même quelques gouttes d'huiles essentielles pour le parfumer.

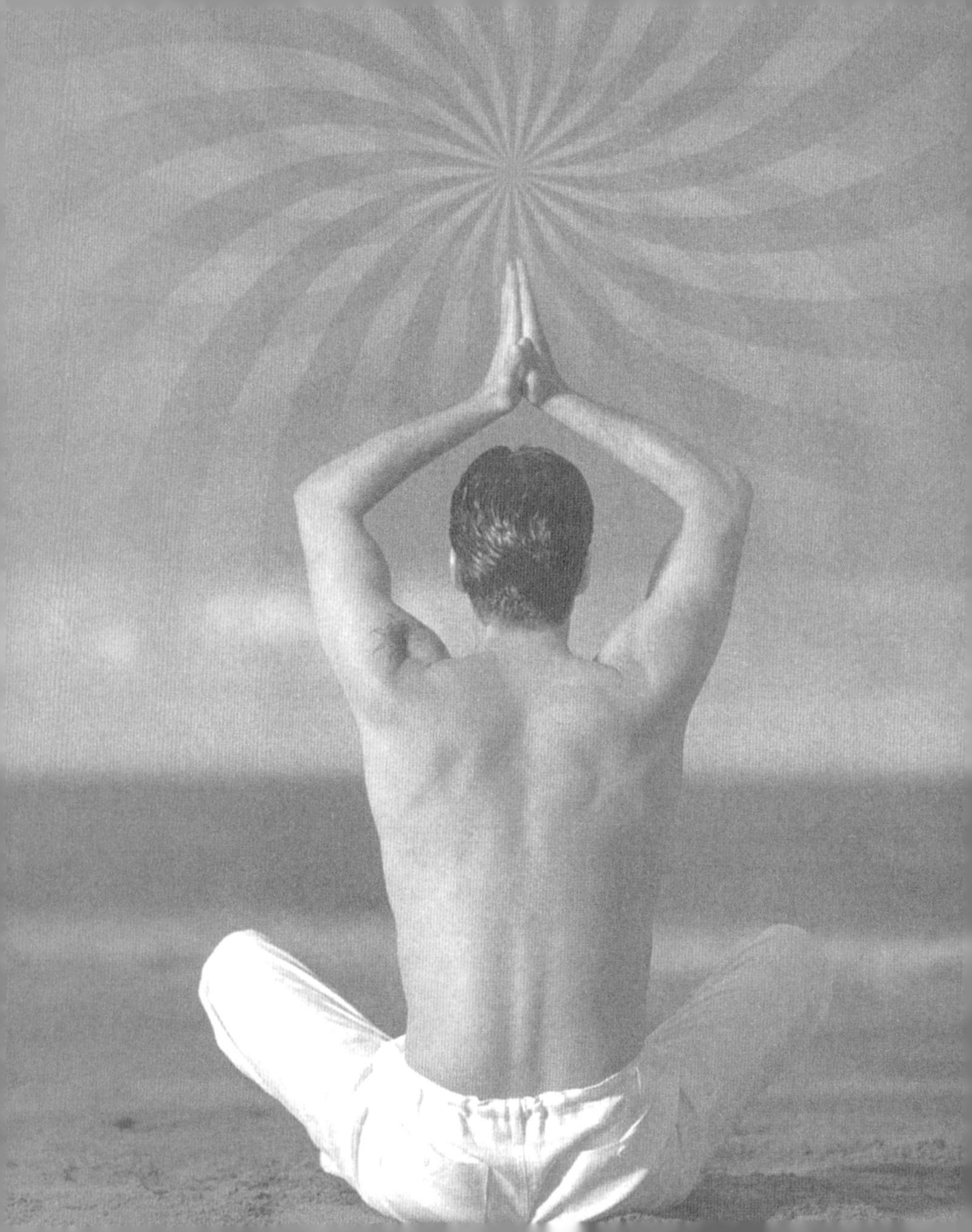

Chapitre six

Exploration des chakras et de l'aura

Au cours des méditations guidées, vous avez eu l'occasion de voir et de sentir vos chakras. Vous avez pu voir leur taille, et déterminer s'ils irradiaient de la lumière blanche ou s'ils étaient assombris à certains endroits par des énergies négatives. Nous appelons ce processus « exploration des chakras ». Soyez certains qu'il ne s'agit pas d'un tour que vous aurait joué votre imagination : vous avez *réellement vu* vos chakras en esprit.

À mesure que vous prendrez l'habitude de procéder tous les jours à la purification de vos chakras, votre faculté de vision spirituelle s'accroîtra. Vous pourrez alors voir les centres d'énergie qui se trouvent à l'intérieur de vous-même et des autres. Votre faculté de clairvoyance vous permettra de voir les « vraies couleurs » des gens qui vous entourent, c'est-à-dire leur aura.

L'exploration des chakras d'une autre personne

Il existe plusieurs façons de procéder à l'exploration des chakras d'une autre personne :

Exercice avec partenaire — Assoyez-vous face à votre partenaire. Vous pouvez garder les yeux fermés ou ouverts, selon ce qui vous semble le plus confortable et naturel. Formulez l'intention de regarder à l'intérieur du corps de votre partenaire et d'explorer ses chakras.

Si vous forcez trop les choses en voulant voir les chakras à tout prix ou si vous formulez une intention empreinte de peur comme « J'espère que je ne ferai pas d'erreur ou que je ne me rendrai pas ridicule », vos craintes nuiront à votre capacité de voir correctement. Laissez les images venir à vous, sans avoir l'impression de devoir les pourchasser ou de « provoquer » les choses. Souvenez-vous que la clairvoyance est une habileté innée que nous possédons tous.

Ensuite, portez votre attention sur les disques aux couleurs des chakras : rouge, orange, jaune, vert, bleu et violet. Voyez d'abord le disque rouge à la base de la colonne vertébrale de votre partenaire, puis les autres disques colorés, empilés les uns sur les autres.

Si les chakras de votre partenaire ne sont pas tous de la même grosseur ou s'ils sont très petits (un chakra de la taille d'un pamplemousse est considérée comme petit), demandez à votre partenaire si vous pouvez l'agrandir. Après avoir obtenu la permission de votre partenaire, visualisez l'élargissement des chakras jusqu'à ce qu'ils soient tous de la même grosseur. Faites doubler la taille du chakra le plus gros, puis faites en sorte que les autres chakras atteignent cette même taille. Le diamètre des chakras peut dépasser celui du corps physique.

Ensuite, visualisez un faisceau de lumière blanche en train de purifier chacun des chakras. Grâce à votre intention, vous pouvez orienter le faisceau de lumière blanche de façon à ce qu'il nettoie chacun des chakras, l'un après l'autre. Continuez jusqu'à ce que chaque chakra émette de la lumière blanche de l'intérieur.

Au cas où vous vous demanderiez si vous n'avez pas tout simplement imaginé apercevoir les chakras d'une autre personne, laissez-moi vous assurer que tout ceci est très réel. J'ai récemment reçu une puissante confirmation du caractère concret de l'exploration des chakras.

J'étais en train de me préparer à recevoir une de mes clientes, Gloria. Au cours de chacune de nos séances précédentes, j'avais exploré puis nettoyé les chakras de Gloria. En effet, à chaque début de session, je constatais que les chakras de ma cliente étaient quelque peu encrassés.

Je m'attendais donc, ce jour-là, à ce que notre séance se déroule de la même façon que d'habitude. Aussi, j'ai commencé par demander à Gloria de prendre une profonde respiration. (J'ai plus de facilité à discerner les chakras et les problèmes de la personne qui se trouve devant moi lorsqu'elle respire profondément.)

Comme je m'attendais à trouver des chakras encrassés, j'ai été agréablement surprise de voir que les chakras de Gloria – en fait, son corps tout entier et son aura – étaient resplendissants de propreté ! J'ai inspecté tout l'intérieur de son corps sans trouver la moindre tache.

« Gloria, vous avez une mine formidable ! Comment y êtes-vous arrivée ? », lui ai-je aussitôt demandé.

« Oh, j'ai utilisé votre enregistrement sur les chakras matin et soir le mois dernier », m'a-t-elle répondu. Le rituel de nettoyage des chakras qu'elle avait adopté l'avait débarrassée de tout résidu parapsychique. Cela m'a confirmé que ce que l'on voit lors d'une exploration des chakras n'est pas le fruit de nos attentes – je m'attendais à voir des chakras encrassés – ni de notre imagination. Tout ça est réel, très réel, et très puissant.

Vision à distance – Vous pouvez vous enquérir de l'état des chakras de n'importe quelle personne, même si elle ne se trouve pas près de vous physiquement. Vous n'avez qu'à fermer les yeux, prendre une profonde respiration et visualiser la personne de votre choix. Formulez l'intention de voir à l'intérieur du corps de cette personne et d'explorer ses chakras. Vous apercevrez alors les lueurs des disques colorés se trouvant à l'intérieur du corps de la personne. Faites appel à votre intention et à votre volonté afin de rendre les couleurs plus vives et plus précises de façon à voir plus clairement les chakras. Puis, demandez mentalement à la personne la permission de dégager et d'équilibrer ses chakras. Si vous obtenez intuitivement un *oui*, continuez à ajuster et à nettoyer les chakras.

Si la réponse que vous percevez est *peut-être*, tenez une conversation mentale avec la personne. La plupart du temps, vous découvrirez qu'elle a peur, et que vous êtes en mesure d'apaiser ses craintes. Toutefois, si vous percevez un *non* catégorique, vous devez décider si vous procéderez quand même au nettoyage des chakras. Certains croient qu'en procédant à des guérisons sans la permission de la personne concernée, on contribue à la création d'un déséquilibre karmique, tandis que pour d'autres, c'est comme sauver cette personne de la noyade même si elle refuse notre aide.

Voir des auras

Il existe une vieille histoire sur le guérisseur et médium Edgar Cayce qui illustre à merveille l'importance que représente la capacité de voir des auras. Un jour, Cayce était sur le point de s'engager dans un ascenseur lorsqu'il a remarqué que toutes les personnes qui s'y trouvaient possédaient une aura très atrophiée près du corps et très sombre. En voyant cela, Cayce a décidé de ne pas prendre l'ascenseur. Quelques minutes plus tard, le mécanisme s'est brisé et l'ascenceur a plongé dans le vide, causant des blessures à une bonne partie de ses occupants. Et Cayce savait que ceux qui sont pratiquement dénués d'aura sont sur le point de mourir ou de connaître des expériences éprouvantes.

Même si vos expériences de visualisation des auras ne prendront probablement pas une tournure aussi dramatique, cette habileté vous permettra d'obtenir une grande compréhension dans vos relations avec les autres. Plus vous travaillerez à l'ouverture de votre chakra du troisième œil, plus il vous sera facile de voir le champ énergétique ou l'aura des autres personnes.

L'aura ressemblent au champ de rayonnement énergétique qui entoure le soleil. Elle change constamment de dimension, de forme et de couleur en se modulant parfaitement aux pensées et aux émotions de la personne.

Vous pouvez aisément apprendre à interpréter les auras en vous référant au tableau qui figure plus loin. Ceci vous sera utile dans tous les types de situation, par exemple, lorsque vous voulez savoir si votre conjoint est parfaitement intègre, pour évaluer la disposition d'un thérapeute à vous guérir ou encore simplement pour connaître l'état d'esprit d'un membre de votre famille.

Pour arriver à voir l'aura, essayez de relâcher votre focalisation. Maintenez votre intention de la voir et utilisez votre vision intérieure pour en discerner les couleurs. L'aura épouse la ligne près du corps tel un lumineux cocon multicolore. Toutefois, si une personne a une aura aux couleurs de l'arc-en-ciel, des traits colorés émaneront verticalement de son corps, tels des rayons de soleil.

Vous pouvez obtenir de l'information sur une personne d'après les couleurs et l'étendue de son aura. Habituellement, une grande aura est signe d'une nature solide, aimante ou spirituelle. Une aura de faible luminosité ou de dimension réduite indique souvent des peurs ou un blocage d'énergie chez l'individu.

Voici une interprétation générale de chacune des couleurs courantes de l'aura. Vous pourrez constater que ces interprétations s'avèrent la plupart du temps exactes. Toutefois, il importe de toujours faire appel à votre discernement intuitif lors de votre interprétation d'une aura. Comme pour l'interprétation d'un rêve, il existe d'innombrables significations personnelles derrière chaque couleur. Vous connaîtrez intuitivement le sens réel de chacune des couleurs d'une aura lorsque vous les apercevrez.

La signification générale des couleurs de l'aura

Rouge
Inquiétudes ou obsessions à propos de l'argent ; colère ou rancune ; anxiété ou nervosité.

Rose
Brillant et clair : joie, amour, pureté et compassion ; nouvelle relation amoureuse ou relation amoureuse qui prend un nouveau départ. Peut également indiquer une capacité de clairvoyance auditive.

Magenta ou fushia : passion ; énergie sexuelle élevée.

Sombre et trouble : caractère immature ou malhonnête.

Orange
Tempérament sociable et extraverti, très axé vers les autres ; fort appétit sexuel ; présence de stress causé par des appétits ou des dépendances (nourriture, alcool, drogues, etc.) ; peut aussi indiquer un tempérament hautement créatif ou artistique ou un esprit habité par de grandes passions et des émotions extrêmement intenses. L'orangé peut également correspondre à une nouvelle habitation.

Jaune
Clair ou pâle : aptitudes parapsychiques en émergence ou éveil spirituel ; optimisme et espoir ; enthousiasme face aux idées nouvelles.

Jaune citron : lutte pour garder le pouvoir et le contrôle dans une relation personnelle ou professionnelle ; peur de perdre la maîtrise de soi ou de perdre son prestige, le respect des autres ou son pouvoir. Carrière ou travail déplaisant ; changement de travail.

Jaune-or aux reflets métalliques, brillant et clair : énergie et pouvoir spirituels activés et éveillés ; personne inspirée. Énergie christique.

Jaune ou or brunâtre et sombre : étudiant ou personne qui s'efforce à étudier ; tempérament excessivement analytique qui cause de la fatigue ou du stress ; désir de rattraper le « temps perdu » en voulant tout apprendre en même temps.

Vert

Vert émeraude « électrique » : guérisseur (professionnel ou naturel ou qui n'est pas conscient de son talent). Une aura vert émeraude entoure habituellement le bout des doigts des mains guérisseuses. Indique aussi une personne centrée sur l'amour. Peut également signifier que ses prières pour sa propre guérison fonctionnent. Travail avec l'archange Raphaël.

Vert forêt foncé ou trouble (la couleur ne comporte aucune zone claire ou pâle) : jalousie ; ressentiment ; sentiment d'être victime de tout le monde ; tendance à se blâmer soi-même ou à blâmer les autres ; insécurité et faible estime de soi ; manque de compréhension de ses responsabilités personnelles ; sensibilité à la critique.

Vert olive jaunâtre (vert « soupe aux pois ») : Déception envers soi-même ou envers les autres.

Bleu
Bleu clair : tempérament intuitif et expressif ; sincérité ; prendrait plaisir dans une carrière liée au domaine des communications.

Turquoise ou écume de mer : Mission de vie en tant qu'instructeur spirituel, ou mission qui consiste à enseigner la guérison.

Bleu royal clair : clairvoyance ; nature hautement spirituelle ; générosité ; personne sur la bonne voie ; nouvelles possibilités à venir sous peu.

Bleu foncé ou trouble : peur de l'avenir ; peur de s'exprimer ; peur de regarder la vérité en face ou de la dire.

Pourpre
Pourpre tirant sur le bleu (cobalt) : l'archange Michaël se tient près de cette personne.

Pourpre clair ou d'une brillance « électrique » : personne en harmonie avec la dimension spirituelle divine ; illumination ; connaissance clairvoyante.

Pourpre foncé ou trouble : besoin pressant d'amour et d'attention.

Violet rougeâtre : faculté de clairvoyance auditive (capacité d'entendre la voix du moi supérieur, de Dieu, des anges, des maîtres ascensionnés ou des esprits guides).

Blanc
Pureté et vérité ; qualités angéliques.

Étincelles ou éclairs de lumière blanche : les anges sont à proximité ; chez une femme, peut aussi indiquer qu'elle est enceinte ou qu'elle est sur le point de l'être.

Arc-en-ciel
Rayures aux couleurs de l'arc-en-ciel, qui émanent tels des rayons de soleil des mains, de la tête ou du corps : guérisseur reiki et/ou être en provenance des étoiles (personne qui en est à sa première incarnation sur terre). Guérisseur énergétique.

Argent

Couleur métallique claire : réceptivité aux nouvelles idées ; tempérament intuitif ; présence réconfortante. Grossesse ou naissance d'un projet.

Gris sombre et trouble : dépression ; pollution de l'air ou fumée excessive ; abus de produits laitiers ; ou résidus de peur accumulés dans le corps de la personne, entraînant des risques pour la santé. (Ceci est particulièrement vrai si vous voyez des taches grises accumulées à des endroits précis du corps.)

Noir

Indique habituellement un sentiment de rancune persistant depuis longtemps (envers soi-même ou une autre personne), qui se concentre à un endroit précis du corps et qui peut entraîner des problèmes de santé ; il peut aussi s'agir d'entités logées dans l'aura, les chakras ou le corps de la personne, d'implants extraterrestres, de blessures remontant à des vies antérieures logées dans le corps ou d'un chagrin persistant à la suite d'un avortement si une tache noire apparaît sur les ovaires.

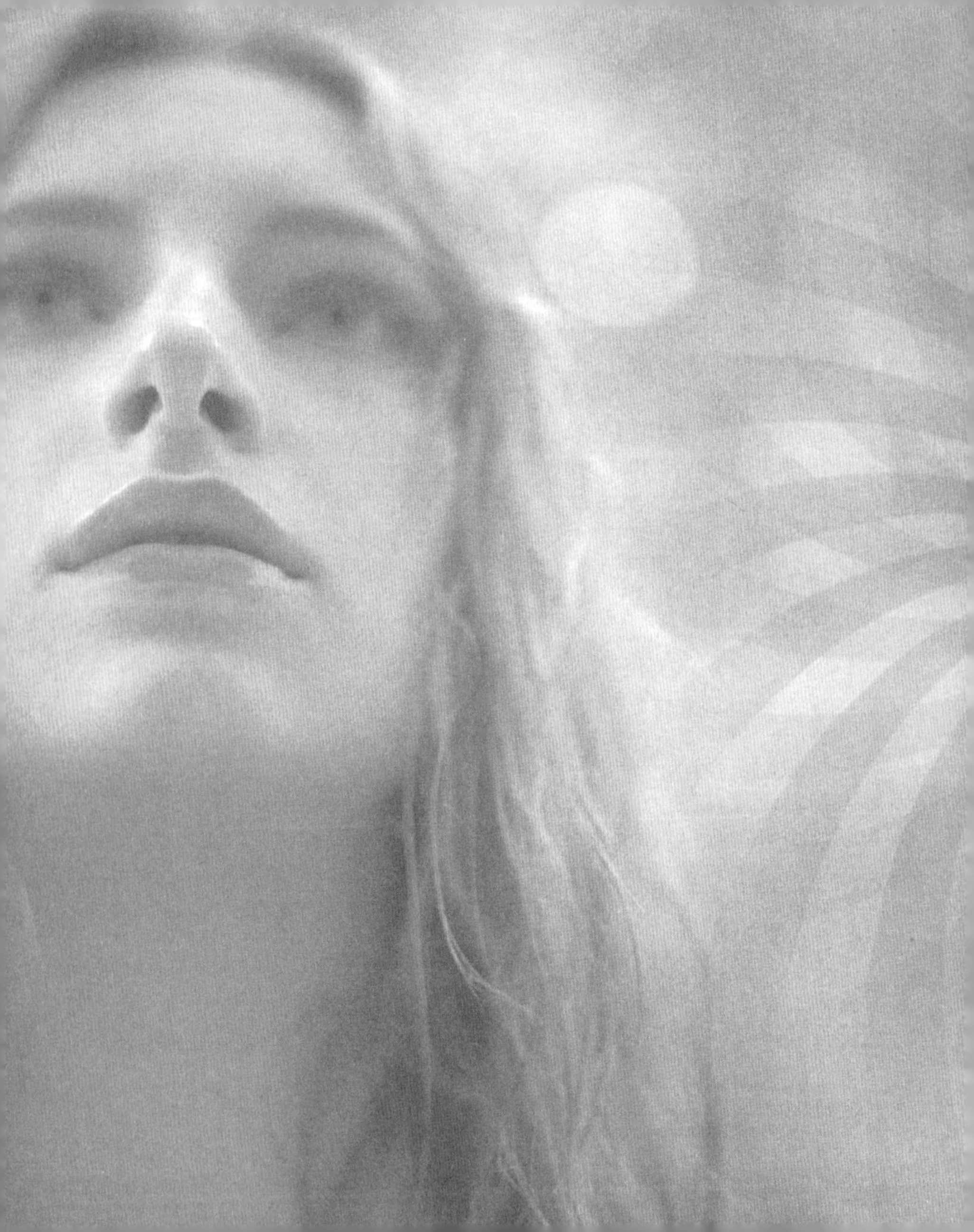

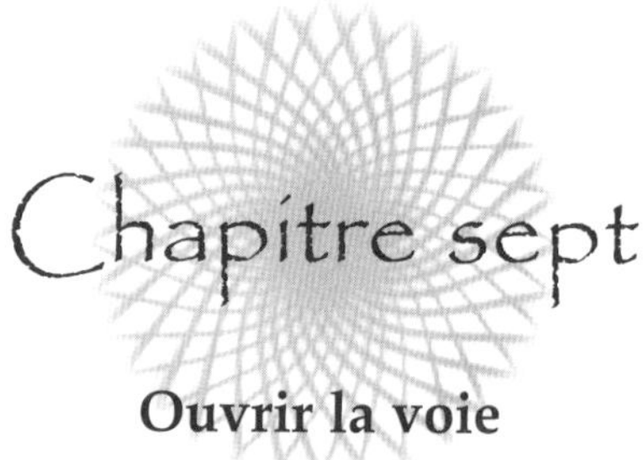

Chapitre sept

Ouvrir la voie

Votre être véritable possède une énergie sans bornes ainsi qu'une intuition cristalline. En gardant vos chakras dégagés et équilibrés, vous pourrez jouir des avantages que procurent ces deux qualités.

Chaque fois que vous vous sentez abattu sans raison apparente, procédez à la purification de vos chakras. Chaque fois que vous avez besoin d'un peu plus d'intuition pour prendre une importante décision, purifiez vos chakras. Et avant une importante réunion, purifiez vos chakras.

À mesure que vous ferez l'expérience des précieux avantages que procure la purification des chakras, vous intégrerez tout naturellement cette habitude à votre routine quotidienne. Comme vous avez pu constater, la purification des chakras est un processus qui ne prend pas nécessairement beaucoup de temps. Vous n'avez pas absolument besoin d'être seul ni de fermer les yeux. Alors, je vous en conjure, ne remettez pas au lendemain vos séances de purification des chakras sous prétexte que vous avez un horaire chargé. Après tout, une *plus grande* clarté d'esprit n'est jamais de refus lorsque la vie prend un rythme frénétique.

Vous pouvez avoir recours à un grand nombre des méthodes de purification des chakras décrits dans le présent livre en vous brossant les dents, dans la voiture en vous rendant au travail ou tout en faisant vos emplettes. Vous n'avez qu'à formuler l'intention de purifier vos chakras, et le tour est joué.

Tout comme faire la sieste, se faire masser les pieds ou prendre un bol d'air en nature, la purification des chakras est une avenue toute naturelle menant vers une plus grande paix, une meilleure perspective sur les choses et une vitalité accrue. Certaines de mes expériences de purification des chakras les plus intenses se sont d'ailleurs produites lorsque j'étais en plein air, dans un jardin, près de la plage ou dans une clairière.

Un jour, il s'est produit un miracle alors que je procédais à la purification de mes chakras sur la plage. Michael, mon mari, et moi nous trouvions près d'une jetée remplie de quartz appelée « the wedge », à Newport

Beach. Je voulais m'installer sur les roches pour méditer. Nous avons alors pris soin de choisir une pierre suffisamment haute et plate pour nous asseoir, car les rochers étaient en partie submergés par les fortes vagues.

Après m'être installée, j'ai pris une série de profondes respirations en gardant les yeux fermés. J'ai visualisé une lumière brillante et claire comme un diamant, qui venait nettoyer mes chakras. Tandis que j'admirais la beauté des couleurs vives et claires de chacun de mes chakras, mon coeur fut soudain envahi d'un profond sentiment de gratitude envers la vie. L'amour que je ressentais pour tous les êtres et toutes les choses m'enveloppait de sa chaleur. Au même moment, les embruns des vagues rafraîchissaient agréablement ma peau chauffée par le soleil. *Tout est si parfait,* dis-je alors dans un soupir en ouvrant les yeux et en m'étirant.

Au moment où Michael et moi nous apprêtions à descendre de notre perchoir rocheux, j'ai aperçu un objet éclatant gisant sur les roches tout près de moi. C'était un bouquet de fleurs ! Je n'en revenais pas de voir qu'une gerbe d'orchidées pourpres, toutes fraîches, accompagnée d'un bouton de rose fuchsia, et nouée d'un ruban rose vif pouvait s'être trouvée là pendant tout ce temps sans qu'on s'en aperçoive !

Michael ne pouvait avoir emporté le bouquet avec lui, puisqu'il ne portait qu'un tee-shirt et un short, ce qui ne lui permettait guère de dissimuler une telle surprise. Et il n'y avait personne d'autre dans les environs qui aurait pu laisser le bouquet à cet endroit. De toute façon, les fleurs étaient trop fraîches pour être restées là depuis longtemps, surtout par cette chaleur de milieu d'après-midi.

Par la suite, alors que Michael et moi marchions sur la plage avec notre bouquet miraculeux, j'entendis ma voix intérieure me dire que les fleurs étaient un cadeau divin qui m'avait été apporté pour célébrer mon expérience d'amour universel. J'ai alors entendu « Joyeux anniversaire, Doreen », ce qui m'a fait sourire, car c'était la veille de mon anniversaire.

Aujourd'hui, je garde les pétales séchés de mon bouquet miraculeux dans mon bureau, pour me rappeler l'importance de demeurer dans un état de clarté sur tous les plans : mes chakras, mes intentions et mon amour. Je prie pour que vous choisissiez vous aussi de jouir des avantages d'une vie empreinte de clarté !

Je vous envoie tout mon amour ainsi
que la bénédiction des anges,
— Doreen Virtue

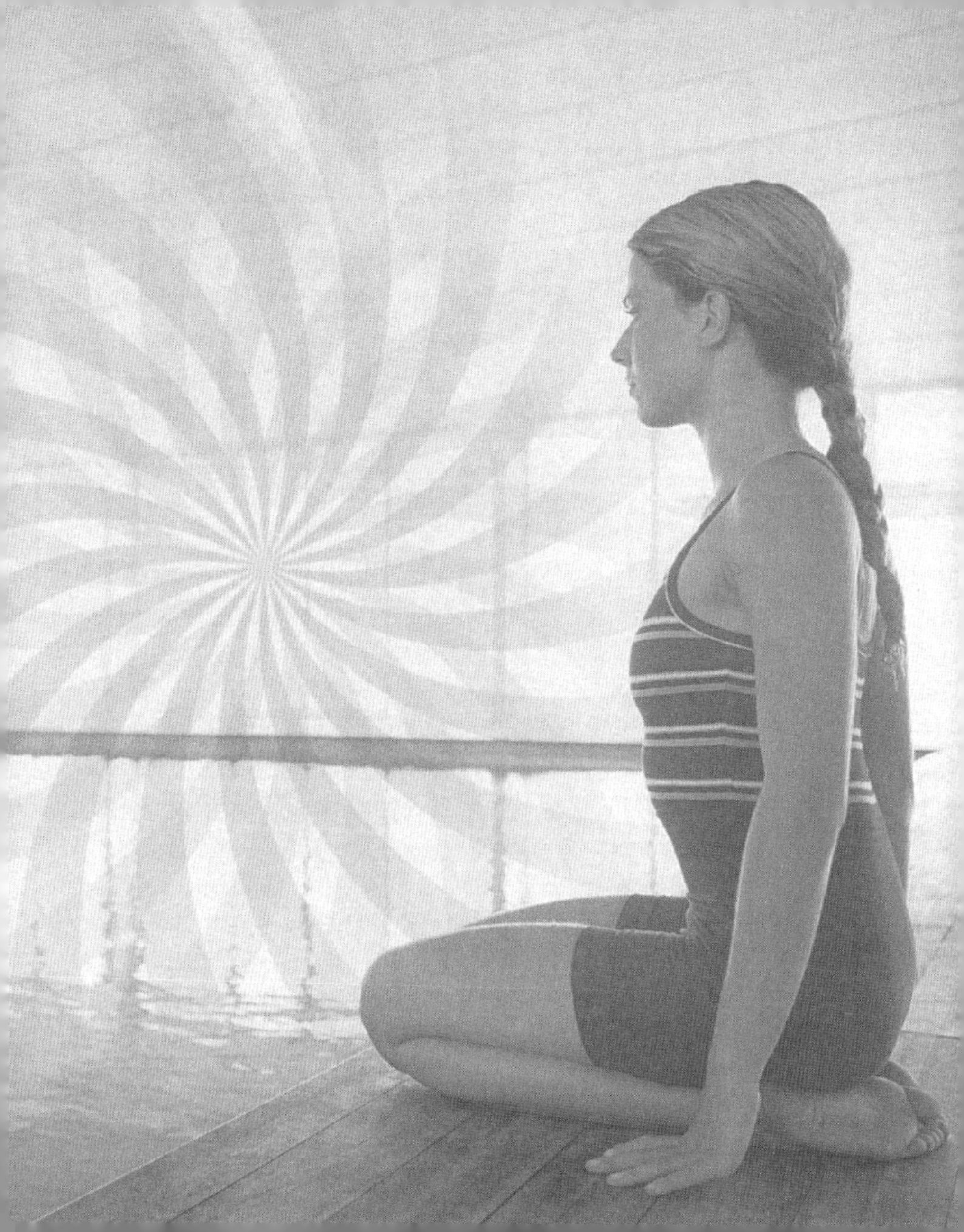

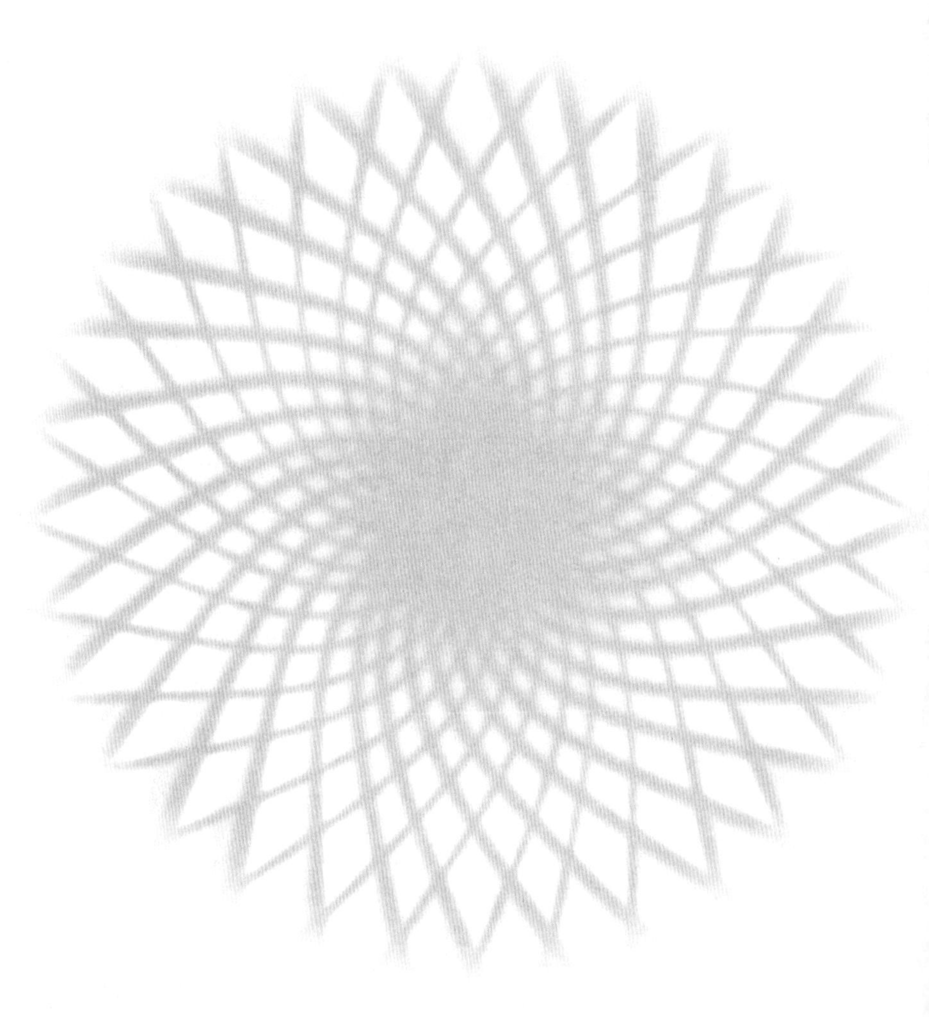

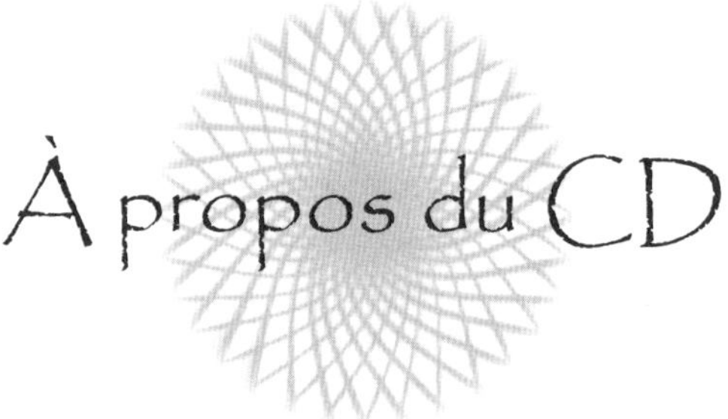

À propos du CD

Le CD ci-inclus a été créé tout spécialement pour les gens qui disposent de peu de temps pour méditer. Il est court, simple et complet. J'ai reçu des commentaires positifs sur son efficacité de la part de gens provenant de partout à travers le monde. Le CD fait également partie intégrante de mon programme de développement des facultés psychiques et mes étudiants sont invités à l'utiliser en vue de leur certification. Pourquoi?

Parce que c'est à mon sens la méthode la plus simple, la plus efficace et la plus rapide pour réveiller les sens parapsychiques.

Vous pouvez aussi vous servir du CD pour purifier l'énergie qui règne dans votre maison, votre lieu de travail ou votre voiture. Il détruit tous les « parasites » lorsqu'on le laisse simplement jouer sans arrêt dans une pièce pendant environ une heure. Plusieurs parents m'ont déclaré qu'ils l'utilisaient dans la chambre de leur enfant pour favoriser un meilleur sommeil. (Vous trouverez dans *Les enfants cristal* (AdA) et *Aimer et prendre soin des enfants Indigo* (Ariane) plus d'informations sur ce sujet.)

Il est préférable d'utiliser la première méditation sur le CD le matin ou en début d'après-midi afin de pouvoir programmer vos intentions positives pour la journée. Ces intentions vous aideront à magnétiser et à manifester des situations ou des relations qui expriment la joie et l'harmonie tout au long de la journée. La seconde méditation est un merveilleux outil de relaxation qui vous mettra dans un état favorable à la méditation suite à une journée stressante ou juste avant d'aller au lit. Plusieurs personne m'ont d'ailleurs déclaré qu'elles s'endormaient en l'écoutant, se demandant si elles pourraient tout de même bénéficier des ses effets. Soyez assuré sur ce point : l'inconscient capte toujours le message et la musique du CD, même si le conscient est distrait ou endormi. Le simple fait de laisser jouer le CD en toile de fond pendant que vous vaquez à vos occupations augmentera votre énergie et vous apportera une plus grande sérénité.

Tandis que vous écouterez l'enregistrement, il se peut que votre corps réagisse à certaines phrases par des palpitations ou des frémissements. C'est signe que vous êtes en train de relâcher l'énergie emmagasinée en rapport à ce sujet. Lorsque votre corps est parfaitement calme, c'est que vous avez complètement libéré les basses énergies liées à ce chakra. Il est important de se placer dans un état d'esprit réceptif, et de ne pas *essayer* de provoquer quoi que ce soit tandis que vous écoutez les messages. C'est par l'intention positive, et non par la force de la volonté, que vous réussirez à ouvrir et à nettoyer vos chakras. Mon plus grand souhait est que vous puissiez profiter de ces méditations, et que vous permettiez à votre moi supérieur et aux anges de faire tout le travail pour vous. Il est si vital de se donner la permission de recevoir alors qu'on donne tellement de soi-même autour de nous ! Offrez-vous donc ce cadeau dès maintenant !

Avertissement : Le CD accompagnant ce livre comprend des exercices de méditation rendant son usage inapproprié pendant la conduite automobile ou l'opération de machineries lourdes.

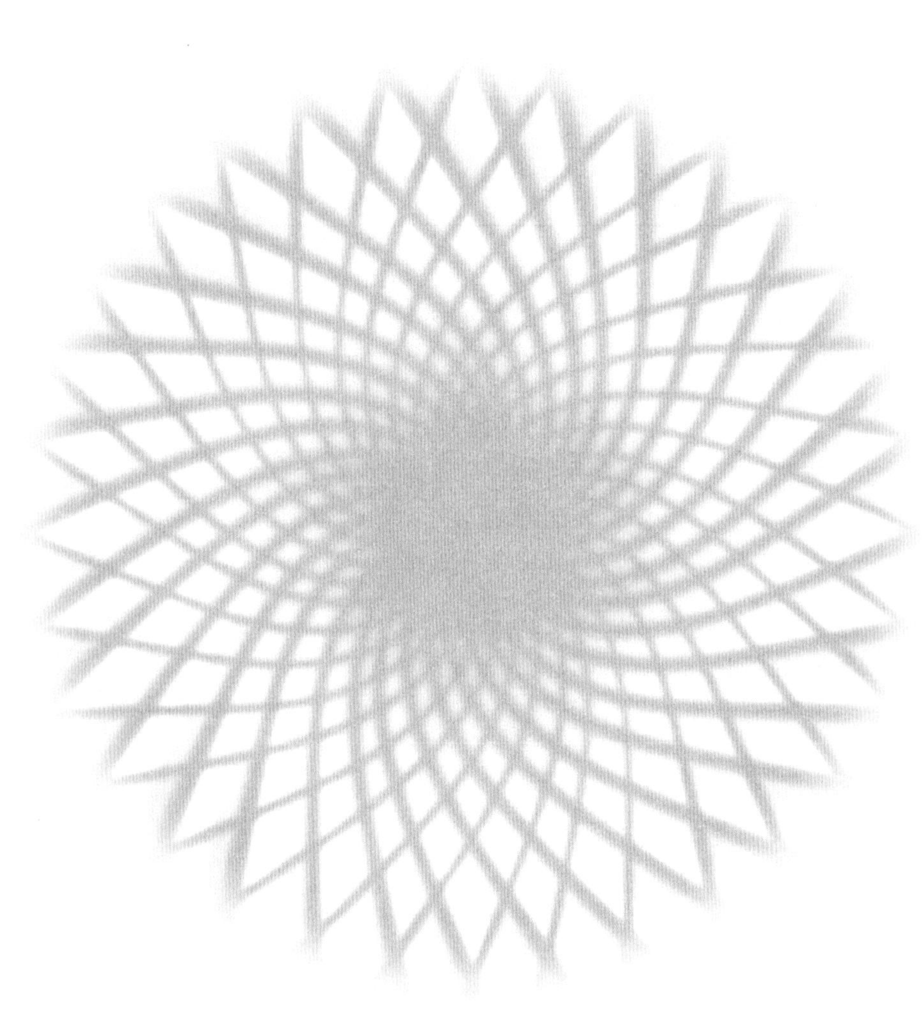

Quelques commentaires positifs sur le CD

Depuis la parution du document audio visant à purifier les chakras, au milieu de l'année 1997, j'ai reçu de nombreuses lettres et commentaires provenant de personnes qui se servent régulièrement de l'enregistrement. Souvent, quand je me rends à une foire, à une conférence organisée ou lors de rencontres spirituelles, les gens m'accostent pour me raconter des anecdotes concernant cet enregistrement.

Ainsi, une femme m'a raconté que chaque fois qu'elle se sent nerveuse et agitée, son petit-fils va chercher le CD et lui dit : « Tiens, grand-maman, tu as besoin d'écouter ça. » Une autre femme m'a dit que sa mère s'est guérie d'une maladie grave en l'écoutant deux fois par jour. Et la chanteuse et compositrice Debbie Voltura m'a affirmé que la première fois qu'elle a écouté l'enregistrement, elle a tout de suite reçu l'inspiration d'une superbe chanson.

Bien sûr, comme je l'ai mentionné à plusieurs reprises dans le présent ouvrage, il n'est pas nécessaire d'écouter le CD pour obtenir les bienfaits de la purification des chakras. N'importe laquelle des méthodes décrites précédemment peut vous permettre de dégager vos chakras. De plus, vous pouvez enregistrer les méditations présentées dans ce livre et créer un document audio personnalisé de purification des chakras. Pendant que vous lisez à voix haute votre méditation préférée dans le micro de l'enregistreuse, faites jouer en arrière-plan votre musique préférée, et ajoutez quelques affirmations qui s'appliquent spécifiquement à vous et à vos objectifs.

Voici certains commentaires émis par des personnes (publiés ici avec leur permission) qui ont obtenu des résultats positifs en écoutant le CD :

« Quand j'ai commencé à l'utiliser, j'ai constaté qu'il m'aidait à me sentir beaucoup plus en paix, centrée dans l'amour et étroitement liée à l'Esprit. J'avais plus de facilité à me rattraper quand je me sentais glisser dans un état d'« ego apeuré », tout en étant plus efficace en tout. Mon sommeil était aussi plus paisible. »

— Jamey Collins, LCSW

« Lorsque j'écoute la méditation du matin, je sens tout mon être s'emplir d'énergie ; non pas seulement mon être physique, mais aussi mon être éthérique. »

— Adona Kaye, DCH

« J'utilise votre CD de purification des chakras chaque jour, et j'ai constaté une merveilleuse ouverture de mon troisième œil. »

— Nancine Meyer

« Quand j'ai commencé à utiliser votre CD sur les chakras, la première chose que j'ai remarquée fut l'amélioration de la qualité de mon sommeil. »

— Gary Greene, DCH

« Le CD me met dans un état plus calme et plus détendu lorsque je procède à mon rituel du bain visant à me débarrasser de la ' saleté ' accumulée au cours de la journée. »

— Marcia K. Niren

« Vos techniques sont simples, mais puissantes. J'ai découvert que j'accède plus aisément à mon intuition et à ma guidance intérieure lorsque mes chakras sont nettoyés et équilibrés. »

— Marjorie Miles, MFCC

« J'ai immédiatement remarqué une plus grande paix et un équilibre accru dans mes émotions intérieures et mes activités extérieures, et ces bienfaits ont persisté par la suite. Ma capacité de compréhension intuitive et spirituelle s'est aussi améliorée de façon notable dès le début. »

— Susan Stevenson, DCH

« Rien qu'en l'espace des trois mois derniers à méditer à l'aide de cet enregistrement, j'ai acquis la capacité de voir mes anges et d'entendre plus clairement la divine guidance me menant vers ma mission. »

— Mary Lynn Marsico-Foley, RN, BSN

« J'ai perdu du poids sans faire le moindre effort depuis que j'ai commencé à écouter le CD. »

— Sharon Wilson

À propos de l'auteure

Doreen Virtue, Ph.D., est détentrice d'un doctorat en psychologie. Métaphysicienne clairvoyante et fille d'une guérisseuse spirituelle, Doreen s'est toujours intéressée à l'étude de la métaphysique. Elle travaille en collaboration avec le royaume angélique dans son travail de guérison, son enseignement et son écriture.

Doreen transmet des messages en provenance des anges à des participants choisis au hasard dans ses ateliers, qu'elle donne chaque semaine un peu partout dans le monde. Pour obtenir l'horaire de ses ateliers, visitez le site Internet de Doreen, à **www.AngelTherapy.com**.

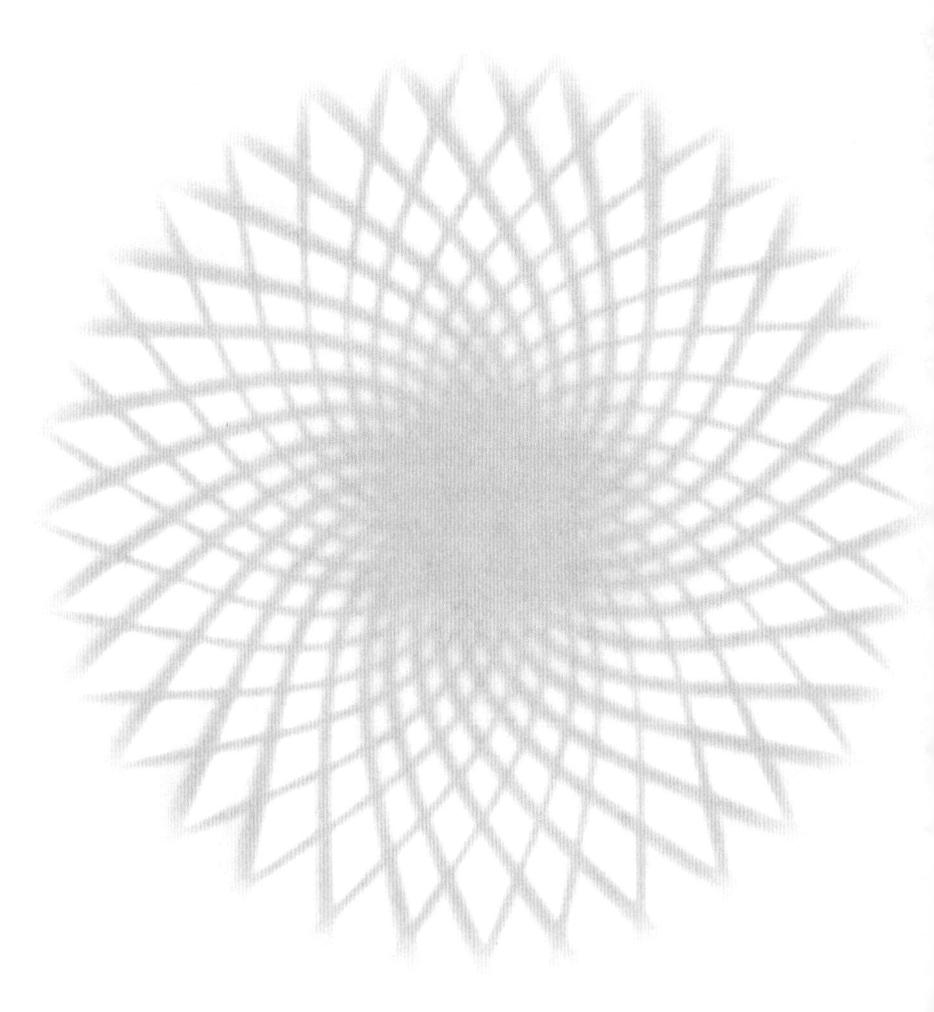

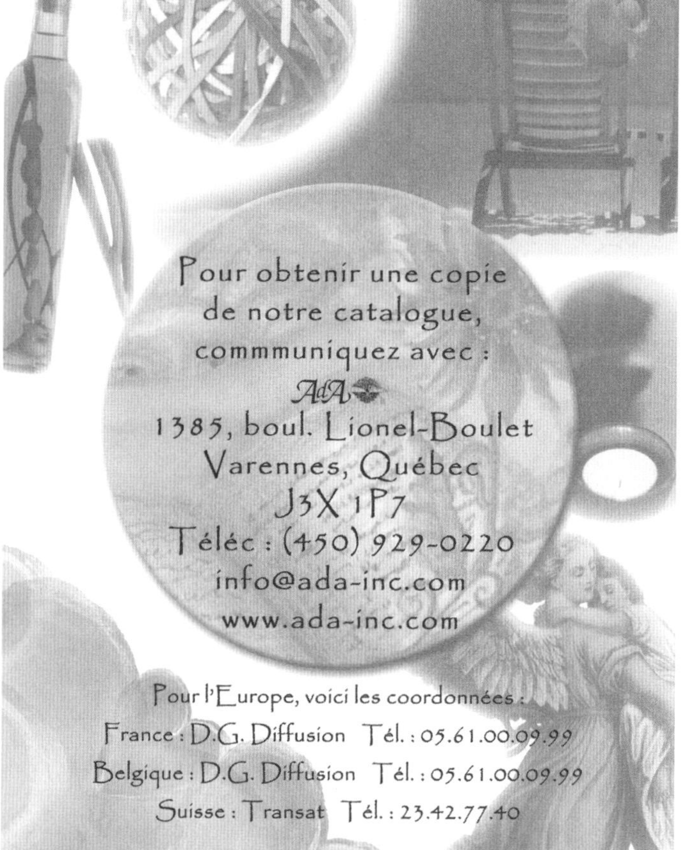

Pour obtenir une copie
de notre catalogue,
commmuniquez avec :
AdA
1385, boul. Lionel-Boulet
Varennes, Québec
J3X 1P7
Téléc : (450) 929-0220
info@ada-inc.com
www.ada-inc.com
Pour l'Europe, voici les coordonnées :
France : D.G. Diffusion Tél. : 05.61.00.09.99
Belgique : D.G. Diffusion Tél. : 05.61.00.09.99
Suisse : Transat Tél. : 23.42.77.40

Notes

Notes

Notes

Notes

Notes

Notes

Notes

Notes

Notes